Tout savoir

avant d'être

Infirmier en

Médecine Légale

ALEXANDRE CAREWELL

Table des matières

« *Dans les trames entrelacées de la médecine légale, chaque indice est un murmure de vérité, redonnant voix à ceux qui ne peuvent plus parler, et illuminant la justice dans l'obscurité du doute.* »

INTRODUCTION

Présentation de la médecine légale

Au croisement de la science médicale et du droit, la médecine légale émerge comme une discipline fascinante qui, à travers les siècles, a continuellement évolué pour répondre aux exigences d'une justice toujours en quête de vérité. Elle se dévoile non seulement comme la science de la détermination des causes d'un décès, mais elle joue également un rôle crucial dans l'identification de victimes, la détection de crimes, et l'apport d'éléments probants lors de procédures judiciaires.

La médecine légale ne s'enferme pas dans l'enceinte froide d'une morgue; elle se déploie dans l'ensemble du tissu social, touchant des situations aussi variées que les accidents de la route, les décès inexpliqués à domicile, ou encore les crimes. Cette discipline possède la particularité unique de mêler la rigueur scientifique à une profonde humanité. En effet, chaque cas étudié revêt une importance singulière, rappelant constamment aux professionnels du domaine que derrière chaque échantillon, chaque prélèvement, se trouve une histoire, une vie.

La médecine légale, dans son essence, va bien au-delà de la simple autopsie. Elle englobe une multitude de spécialités allant de la toxicologie à l'anthropologie médico-légale, de la balistique à la génétique. Chaque branche offre une perspective différente, mais toutes convergent vers un même objectif : comprendre, expliquer et fournir des réponses.

Ces réponses sont souvent attendues avec impatience, tant par les familles endeuillées que par les acteurs judiciaires. Elles peuvent apporter un éclairage, voire une résolution, à des affaires criminelles complexes. Par ailleurs, le rôle de la médecine légale ne s'arrête pas à l'établissement de preuves ou à la recherche de la vérité. Elle joue également un rôle préventif, en identifiant des schémas ou des tendances qui pourraient, à terme, permettre de réduire certains types de décès ou de traumatismes.

Il est donc essentiel de reconnaître que la médecine légale, bien que souvent perçue comme une discipline sombre, représente un pilier fondamental de notre système judiciaire et social. Elle est la gardienne silencieuse des récits que les disparus ne peuvent plus raconter, et à travers son prisme, la justice peut s'exercer avec clarté, précision et humanité.

La place de l'infirmier au sein de la médecine légale

La médecine légale, bien qu'immédiatement associée à des figures emblématiques telles que le médecin légiste ou l'enquêteur, compte parmi ses rangs des acteurs moins mis en lumière, mais tout aussi essentiels : les infirmiers. Professionnels de santé dotés d'une solide formation médicale, d'une capacité d'adaptation et d'un sens aigu de l'observation, les infirmiers jouent un rôle pivot au sein des équipes médico-légales.

Au premier abord, on pourrait s'interroger sur le rôle exact d'un infirmier dans un domaine où prédominent autopsies et analyses post-mortem. Toutefois, il faut comprendre que la médecine légale ne se résume pas seulement à l'étude des défunts. Elle s'intéresse aussi, et parfois de manière très prégnante, aux vivants : victimes d'agressions, de maltraitances, ou témoins nécessitant des soins spécifiques et des prélèvements médico-légaux. Dans ce contexte, l'infirmier devient souvent le premier point de contact, apportant une expertise clinique et un soutien humain inestimable.

Dans le cadre post-mortem, l'infirmier collabore étroitement avec le médecin légiste, notamment lors des autopsies. Il prépare le corps, assiste lors de l'examen, gère les prélèvements et s'assure de la bonne traçabilité des échantillons. Cette collaboration interprofessionnelle garantit que les procédures sont conduites avec la plus grande rigueur scientifique, tout en respectant la dignité du défunt.

En outre, les infirmiers spécialisés en médecine légale reçoivent souvent une formation approfondie pour répondre à des besoins spécifiques. Cela peut inclure la prise en charge de victimes de violences sexuelles, la réalisation de prélèvements médico-légaux spécifiques ou l'accompagnement de personnes en état de choc ou de détresse.

Au-delà de ces compétences techniques, l'infirmier en médecine légale est souvent un pilier de soutien émotionnel. Que ce soit pour une famille endeuillée, une victime traumatisée ou même pour d'autres membres de l'équipe médico-légale, sa capacité à écouter, à rassurer et à orienter est cruciale. Il incarne cette touche d'humanité au cœur d'un univers où la science et la justice prédominent.

Enfin, l'évolution constante de la médecine légale, avec l'émergence de nouvelles techniques et technologies, offre aux infirmiers des opportunités de spécialisation et de développement professionnel. Qu'ils soient en première ligne lors d'interventions sur des scènes de crime, dans les laboratoires d'analyses ou au chevet des victimes, leur rôle est central, faisant d'eux des acteurs incontournables de la quête de vérité et de justice qu'incarne la médecine légale.

Chapitre 1:
HISTORIQUE ET FONDEMENTS DE LA MÉDECINE LÉGALE

Origines et évolution historique de la médecine légale

Le mariage entre la médecine et la loi ne date pas d'hier. En effet, l'interaction entre ces deux mondes remonte à des temps anciens, bien avant que la médecine légale ne se dote d'un nom et d'une reconnaissance formelle.

Aux origines, les premières traces de la médecine légale se situent dans les civilisations anciennes comme celles de l'Égypte, de la Grèce et de la Chine. Des papyrus égyptiens, datant de plusieurs millénaires avant notre ère, décrivent déjà des examens post-mortem pratiqués pour comprendre la cause du décès. En Chine, au cours de la dynastie Song, un traité nommé "Washing Away of Wrongs" fut écrit, présentant des méthodes pour déterminer la cause de la mort, faisant ainsi écho à nos autopsies modernes.

Le monde gréco-romain, quant à lui, s'est distingué par son approche rationnelle de la médecine et par l'importance accordée aux témoignages médicaux lors de procès. Hippocrate, le père de la médecine moderne, a lui-même évoqué l'importance du rôle du médecin dans la fourniture de témoignages judiciaires.

Cependant, le véritable essor de la médecine légale en tant que discipline structurée coïncide avec l'évolution de la pensée scientifique à la Renaissance. Les avancées en anatomie, grâce à des figures telles que Vésale et da Vinci, ont ouvert la voie à une compréhension plus détaillée du corps humain. Parallèlement, la montée des systèmes judiciaires modernes a nécessité une expertise médicale plus poussée pour éclairer les tribunaux.

Le 19ème siècle marque une période charnière. Avec l'urbanisation et les changements sociaux rapides, la nécessité d'identifier les causes de décès, tant naturelles qu'accidentelles ou criminelles, est devenue cruciale. Les premières chaires de médecine légale ont été établies dans des universités européennes, et la toxicologie s'est distinguée en tant que sous-discipline majeure, avec des scientifiques comme Mathieu Orfila en France, pionniers dans la détection de poisons.

Le 20ème siècle a vu la médecine légale s'enrichir et se diversifier. Les avancées en génétique ont donné naissance à la médecine légale génomique, permettant des identifications précises grâce à l'ADN. Les progrès technologiques ont également apporté des outils d'imagerie plus sophistiqués, des techniques de datation et des méthodes d'analyse en laboratoire de plus en plus poussées.

Aujourd'hui, la médecine légale est une discipline multidisciplinaire qui continue d'évoluer. Elle embrasse les avancées de la biotechnologie, de la bio-informatique et de l'intelligence artificielle pour s'adapter aux besoins changeants de la société. Elle est à la fois témoin des ombres de l'humanité et garante de la justice, un équilibre délicat hérité de ses racines profondes et de son histoire riche et fascinante.

L'importance de la médecine légale dans le système judiciaire

La médecine légale, avec ses multiples facettes, constitue un pilier essentiel du système judiciaire moderne. Elle représente le point de rencontre entre la science médicale et la recherche de la vérité juridique, fournissant un pont entre la complexité biologique de l'humain et l'impératif de justice de la société.

- **L'établissement de preuves incontestables**: Au cœur du processus judiciaire, la preuve est reine. Et quoi de plus convaincant qu'une preuve tangiblement ancrée dans la biologie ou la chimie? Que ce soit par le biais d'analyses toxicologiques révélant la présence de substances illicites, d'examens post-mortem déterminant la cause d'un décès ou d'analyses génétiques identifiant un suspect, la médecine légale fournit des éléments probants de premier ordre.
- **La protection des innocents**: Paradoxalement, la même discipline qui peut incriminer est également celle qui protège. Combien d'innocents ont été disculpés grâce à une analyse ADN? La médecine légale veille à ce que la justice ne soit pas seulement rapide, mais surtout précise et équitable.
- **La prise en charge des victimes**: Au-delà de son rôle dans la résolution des crimes, la médecine légale a également une fonction cruciale dans la prise en charge des victimes vivantes, qu'il s'agisse de victimes de violences, d'agressions ou de négligences. Le recueil de témoignages médicaux, les examens et les prélèvements effectués avec compassion et professionnalisme peuvent non seulement aider à la poursuite des criminels, mais aussi offrir un soutien vital aux victimes.

- **La prévention et l'éducation**: En étudiant les schémas récurrents, que ce soit dans les décès liés à des surdoses, des accidents de la route ou des violences domestiques, la médecine légale permet d'identifier des tendances et d'informer les politiques publiques. Elle joue un rôle préventif, en offrant des données qui peuvent conduire à des campagnes de sensibilisation, des changements législatifs ou des initiatives communautaires.
- **L'évolution constante du droit**: Alors que la science progresse, les lois doivent évoluer en parallèle. Les questions éthiques et juridiques soulevées par des avancées, telles que la génomique ou la bio-informatique, nécessitent une compréhension approfondie des implications médicales. La médecine légale, à la frontière de ces avancées, guide et informe les décisions législatives.

La médecine légale est bien plus qu'un simple outil du système judiciaire : elle en est une des pierres angulaires. En équilibrant la rigueur scientifique avec les impératifs de justice, elle veille à ce que la recherche de la vérité soit à la fois précise et humaine. Sans elle, notre système judiciaire serait amputé d'une de ses ressources les plus précieuses, perdant en efficacité, en équité et en justesse.

Évolution du rôle de l'infirmier dans ce domaine

L'infirmier, souvent perçu comme l'ombre fidèle du médecin, a vu son rôle se transformer de façon spectaculaire au sein de la médecine légale, tout comme dans d'autres spécialités médicales. Ce voyage à travers le temps révèle non seulement des changements dans la profession infirmière, mais aussi une révolution dans la manière dont la société perçoit et valorise cet acteur crucial de la santé.

- **Des origines à l'ère moderne** : Historiquement, l'infirmier en médecine légale était principalement un aide technique, assistant le médecin légiste dans ses tâches, s'occupant de la préparation des corps pour l'autopsie ou aidant à la gestion des échantillons. Bien que ces rôles demeurent fondamentaux, la profession a connu une évolution majeure vers une autonomie et une spécialisation accrues.
- **Reconnaissance et spécialisation** : Avec le temps, le rôle de l'infirmier en médecine légale s'est étoffé. De nos jours, il existe des formations spécialisées, offrant des compétences spécifiques en matière de prélèvements médico-légaux, de prise en charge des victimes de violences, ou encore d'expertise dans des domaines tels que la toxicologie ou la génétique. Cette spécialisation a également ouvert la porte à la reconnaissance de l'infirmier comme expert à part entière, capable de témoigner devant les tribunaux ou de conduire des recherches.
- **Au-delà des compétences techniques** : L'évolution du rôle de l'infirmier ne s'est pas limitée à l'acquisition de compétences techniques. L'aspect humain de la profession a gagné en importance. Dans le contexte délicat de la médecine légale, où le traumatisme est souvent omniprésent, la capacité de l'infirmier à offrir un soutien psychologique et émotionnel est devenue primordiale. Les infirmiers sont souvent la première ligne de contact pour les victimes et leurs familles, jouant un rôle crucial dans l'accompagnement et le soutien.
- **Influence sur les politiques et les protocoles** : À mesure que la profession gagnait en reconnaissance et en expertise, les infirmiers spécialisés en médecine légale ont également commencé à influencer les

protocoles, les normes et les directives. Leur connaissance pratique et directe des réalités du terrain les a positionnés comme des acteurs clés dans l'élaboration de meilleures pratiques et de recommandations.

- **Leadership et recherche** : Dernier point, mais non des moindres, la modernité a vu émerger des infirmiers légistes chercheurs et leaders, impliqués dans des études avancées, contribuant à l'avancement des connaissances dans le domaine et défendant les intérêts de la profession à des niveaux institutionnels et législatifs.

L'évolution du rôle de l'infirmier en médecine légale est le reflet d'un changement sociétal plus large, reconnaissant la valeur et l'expertise de ces professionnels de santé. Loin d'être simplement des exécutants, ils sont désormais des partenaires, des leaders et des experts, contribuant de manière inestimable à la quête de vérité et de justice inhérente à la médecine légale.

Chapitre 2:
L'ENVIRONNEMENT DE TRAVAIL

La morgue et les salles d'autopsie

La morgue et la salle d'autopsie sont des éléments emblématiques de la médecine légale. Ces espaces sont chargés d'émotions, de découvertes et de recherches scientifiques minutieuses. Elles représentent la frontière où la vie rencontre la mort et où la science s'efforce de révéler les mystères qui y sont liés.

La morgue : Initialement, le mot "morgue" désignait une pièce où les prisonniers étaient exposés au public. Aujourd'hui, il fait référence au lieu où les corps des défunts sont conservés avant leur enterrement ou leur crémation.

- **Fonction principale** : La morgue est principalement utilisée pour conserver les corps dans un état préservé, en attendant l'identification par les familles ou l'autopsie.
- **Technologies de conservation** : Avec le temps, les méthodes de conservation ont évolué. La réfrigération est devenue la norme, remplaçant les méthodes plus anciennes qui utilisaient de la glace ou des substances chimiques.

La salle d'autopsie : C'est ici que le corps est examiné de manière détaillée, dans le but de déterminer la cause du décès.

- **Organisation et équipement** : Conçue pour faciliter une investigation rigoureuse, elle est équipée de tables en acier inoxydable, d'éclairages puissants, et de tout un éventail d'instruments chirurgicaux spécialisés. Des équipements d'extraction sont également présents pour évacuer les fumées et les odeurs, garantissant un environnement sain pour le personnel.

- **Le processus d'autopsie** : Il commence par une évaluation externe du corps, suivie de l'ouverture du corps pour examiner les organes internes. Chaque organe est soigneusement examiné, pesé et, si nécessaire, des échantillons sont prélevés pour des analyses ultérieures, telles que la toxicologie.
- **La pluridisciplinarité** : Bien que souvent associée aux médecins légistes, la salle d'autopsie voit le travail conjoint de nombreux professionnels : infirmiers légistes, techniciens de laboratoire, pathologistes et parfois même des experts en entomologie ou en anthropologie, selon la nature de l'affaire.
- **La sécurité et l'hygiène** : Les salles d'autopsie doivent répondre à des normes strictes d'hygiène et de sécurité pour protéger le personnel des risques biologiques. Les équipements de protection individuelle, tels que les blouses, les gants et les masques, sont essentiels.

La morgue et la salle d'autopsie ne sont pas de simples pièces froides et stériles ; elles sont le théâtre d'histoires humaines, où chaque corps raconte une histoire unique. Chaque cicatrice, chaque blessure, chaque anomalie a une signification. Et c'est dans ces espaces que la médecine légale, avec tout son savoir-faire et sa technologie, s'efforce de déchiffrer ces récits, apportant des réponses aux vivants et rendant justice aux défunts.

L'équipement spécifique
à la médecine légale

La médecine légale, en tant que carrefour entre la médecine et la justice, requiert un ensemble d'outils et d'équipements particulièrement spécialisés pour garantir des analyses précises et fiables. Ces instruments sont essentiels non seulement pour déterminer la cause de la mort, mais aussi pour fournir des éléments probants dans divers contextes judiciaires.

- **Tables d'autopsie** : Généralement en acier inoxydable pour faciliter le nettoyage et la désinfection, elles sont conçues avec des canaux pour drainer les fluides et peuvent également être équipées de radiographies intégrées.
- **Scalpels et instruments chirurgicaux** : Utilisés pour ouvrir le corps et examiner les organes internes. Certains sont spécifiquement conçus pour la médecine légale, comme le couteau d'autopsie ou la scie à os.
- **Appareils de radiographie** : Avant d'ouvrir le corps, une radiographie peut être réalisée pour repérer d'éventuels objets étrangers, fractures ou anomalies.
- **Équipements de microscopie** : Permettent d'examiner des échantillons de tissus ou d'autres substances à un niveau microscopique.
- **Kits de prélèvement médico-légal** : Ces kits, souvent utilisés dans les cas d'agressions sexuelles, contiennent tout le nécessaire pour prélever des échantillons de tissus, de fluides et d'autres éléments probants de manière stérile.
- **Appareils de toxicologie** : Utilisés pour détecter et quantifier la présence de médicaments, de drogues ou de toxines dans les fluides corporels.
- **Systèmes de photographie** : Des appareils photo de haute qualité sont utilisés pour documenter les

lésions, les tatouages, les cicatrices et d'autres caractéristiques pertinentes du corps.

- **Chambres froides** : Situées dans la morgue, elles servent à conserver les corps dans un état préservé jusqu'à l'autopsie ou la libération du corps.
- **Systèmes d'identification des empreintes digitales** : Permettent de comparer les empreintes des défunts avec les bases de données pour faciliter l'identification.
- **Équipements de protection individuelle (EPI)** : Incluant des blouses, gants, masques et lunettes de protection pour assurer la sécurité du personnel lors des autopsies et des manipulations d'échantillons.
- **Kits d'analyse génétique** : Pour extraire, amplifier et analyser l'ADN à des fins d'identification ou de mise en correspondance avec des suspects.
- **Instruments d'entomologie** : Dans certains cas, l'étude des insectes présents sur un corps peut fournir des informations précieuses sur le moment et les circonstances de la mort.

Tout cet équipement, alliant technologie de pointe et précision, est crucial pour la médecine légale. Chaque instrument joue un rôle spécifique dans la quête de vérité, aidant les experts à démêler les mystères entourant la mort, les traumatismes ou les infractions, et assurant que la justice puisse être rendue avec la plus grande précision possible.

Les précautions
sanitaires et sécuritaires

Lorsque l'on aborde le domaine de la médecine légale, on pense souvent à l'aspect juridique ou scientifique, mais un aspect tout aussi crucial est celui de la sécurité et de l'hygiène. La nature délicate des échantillons, ainsi que le risque potentiel d'exposition à des agents infectieux ou à des substances toxiques, requiert une attention particulière aux normes sanitaires et sécuritaires.

- Équipements de Protection Individuelle (EPI) :
  - Ces équipements sont la première ligne de défense contre les risques d'exposition.
  - Les blouses, gants, masques, lunettes de protection, coiffes et couvre-chaussures sont couramment utilisés pour se protéger contre les éclaboussures, les aérosols et les particules.
- Manipulation des aiguilles et objets tranchants :
  - Une manipulation correcte et sécurisée est essentielle pour prévenir les blessures.
  - Les conteneurs résistants aux perforations doivent être utilisés pour éliminer en toute sécurité les objets tranchants après utilisation.
- Désinfection et stérilisation :
  - Les surfaces, les instruments et les équipements doivent être régulièrement désinfectés pour prévenir la contamination.
  - Les autoclaves, qui utilisent la vapeur sous pression, sont couramment employés pour stériliser les instruments.
- Manipulation des échantillons biologiques :
  - Des techniques de manipulation aseptique doivent être employées pour éviter la contamination des échantillons et pour protéger le personnel des agents infectieux.
- Confinement biologique :
  - Les laboratoires de médecine légale peuvent être équipés de hottes et de salles à pression négative pour limiter la propagation d'agents infectieux.
  - Les échantillons potentiellement dangereux sont souvent traités dans des laboratoires de confinement de niveau supérieur.

- Gestion des déchets :
  - Les déchets biologiques doivent être éliminés de manière sécurisée, généralement par incinération ou par traitement autoclave.
  - Les substances toxiques ou chimiques nécessitent une élimination spécialisée pour éviter la contamination de l'environnement.
- Formation et sensibilisation :
  - La formation régulière du personnel sur les meilleures pratiques et les protocoles de sécurité est essentielle.
  - Les procédures d'urgence, comme la prise en charge des déversements accidentels ou des expositions, doivent être clairement définies et régulièrement révisées.
- Suivi médical :
  - Les professionnels de la médecine légale doivent subir des examens médicaux réguliers et peuvent nécessiter des vaccinations spécifiques pour se protéger contre certaines maladies.
- Sécurité physique :
  - Étant donné la nature sensible des preuves, les installations de médecine légale sont souvent équipées de systèmes de sécurité avancés, tels que des caméras de surveillance, des contrôles d'accès et des alarmes.

Les précautions sanitaires et sécuritaires en médecine légale ne sont pas seulement une nécessité réglementaire, mais une responsabilité éthique. Elles garantissent la protection du personnel, la précision des résultats et la confiance du public dans le système judiciaire.

Chapitre 3:
RÔLE ET RESPONSABILITÉS DE L'INFIRMIER EN MÉDECINE LÉGALE

Les procédures d'autopsie : assistance et préparation

L'autopsie est une procédure médicale complexe qui vise à déterminer la cause de la mort, à évaluer une maladie ou une lésion, ou à étudier les effets d'un traitement. Bien que le médecin légiste soit au centre de cette procédure, l'infirmier légiste joue également un rôle essentiel, notamment dans la préparation et l'assistance.

- Préparation du corps :
    - À son arrivée à la morgue, le corps est identifié et enregistré.
    - L'infirmier légiste s'assure que le corps est placé de manière appropriée sur la table d'autopsie, généralement en position dorsale avec les bras étendus.
    - Des photographies pré-autopsie peuvent être prises pour documenter l'état initial du corps et tout signe ou lésion évident.
- Assemblage des instruments nécessaires :
    - L'infirmier prépare un ensemble d'instruments chirurgicaux, tels que scalpels, ciseaux, pinces, scies et autres, en veillant à ce qu'ils soient propres, désinfectés et prêts à l'emploi.
- Préparation pour la prise d'échantillons :
    - Des tubes, des flacons et des contenants sont préparés pour recevoir des échantillons de tissus, de fluides et d'organes pour des analyses ultérieures.

- Assistance pendant l'examen externe :
    - L'infirmier assiste le médecin légiste lors de l'examen externe, notant les observations, mesurant les lésions ou les contusions, et aidant à prélever des échantillons comme les empreintes digitales, les cheveux ou les ongles.
- Soutien lors de l'ouverture du corps :
    - L'infirmier assiste souvent le médecin légiste en retenant ou soulevant des parties du corps pour faciliter l'accès aux organes internes.
    - Des échantillons de fluides, tels que le sang, l'urine ou le liquide céphalorachidien, peuvent être prélevés à ce stade.
- Documentation :
    - Tout au long de la procédure, l'infirmier légiste note les observations, les mesures et les découvertes sur un formulaire d'autopsie ou dans un système électronique.
    - Il est essentiel que cette documentation soit précise et détaillée, car elle peut être utilisée comme preuve lors d'enquêtes judiciaires.
- Prélèvement et conservation des échantillons :
    - L'infirmier aide à prélever des échantillons de tissus de différents organes pour des examens histologiques.
    - Ces échantillons sont correctement étiquetés, conservés dans des solutions appropriées et envoyés au laboratoire pour analyse.
- Fermeture du corps :
    - Une fois l'autopsie terminée, l'infirmier assiste dans la recouture du corps, en veillant à ce que celui-ci soit traité avec respect et dignité.
- Nettoyage et désinfection :
    - Après la procédure, il est crucial de nettoyer et de désinfecter la salle d'autopsie, les instruments et tout autre équipement utilisé. Ceci est essentiel pour la sécurité et l'hygiène.

- Communication avec les familles :
- Dans certains cas, l'infirmier légiste peut également jouer un rôle dans la communication avec les familles des défunts, leur fournissant des informations sur le processus d'autopsie et répondant à leurs préoccupations.

L'autopsie, bien que souvent perçue comme une procédure technique, est également profondément humaine. L'assistance et la préparation de l'infirmier garantissent non seulement que la procédure est réalisée avec rigueur et précision, mais aussi avec le respect et la dignité que chaque individu mérite après la mort.

Collaboration avec le médecin légiste

La collaboration entre l'infirmier et le médecin légiste est au cœur de la médecine légale. Ensemble, ils forment une équipe symbiotique qui veille à ce que chaque aspect du processus soit mené avec rigueur, précision et intégrité. Cette collaboration est basée sur le respect mutuel des compétences et des rôles de chacun.

- Évaluation préliminaire :
    - Avant le début de toute procédure, l'infirmier et le médecin légiste se consultent souvent pour discuter des informations disponibles sur le défunt, comme les circonstances de la mort ou les antécédents médicaux.
- Préparation à l'autopsie :
    - L'infirmier légiste est généralement responsable de la préparation du corps et du rassemblement des instruments nécessaires. Le médecin légiste, à son tour, peut donner des directives spécifiques sur ce qu'il souhaite

examiner en détail ou sur les échantillons qu'il souhaite prélever.

- Procédure d'autopsie :
  - Pendant l'autopsie, une communication constante entre les deux professionnels est essentielle. L'infirmier assiste le médecin en lui fournissant les instruments nécessaires, en aidant à la manipulation des organes et en prenant des notes détaillées sur les observations et les procédures.
- Consultation et expertise :
  - Dans certains cas complexes, l'infirmier peut offrir une perspective ou une expertise complémentaire basée sur ses propres expériences et formations. Cette collaboration multidisciplinaire enrichit les conclusions et renforce la qualité de l'enquête.
- Gestion des échantillons :
  - L'infirmier est souvent responsable de la collecte, de l'étiquetage et de l'envoi des échantillons prélevés pour analyse. Une communication claire avec le médecin légiste est cruciale pour s'assurer que tous les échantillons nécessaires ont été prélevés et traités correctement.
- Documentation et rapports :
  - Après l'autopsie, l'infirmier et le médecin légiste collaborent souvent pour finaliser les rapports, en s'assurant que toutes les informations sont complètes, précises et cohérentes. Ils peuvent également discuter de cas particulièrement complexes ou inhabituels pour obtenir des perspectives et des avis mutuels.
- Formation continue et perfectionnement :
  - La médecine légale est un domaine en constante évolution. Les infirmiers et les médecins légistes participent souvent

ensemble à des formations, des ateliers ou des conférences pour se tenir au courant des dernières techniques, recherches et meilleures pratiques.

- Communication avec les parties externes :
    - Dans le cadre de leur travail, l'infirmier et le médecin légiste peuvent être amenés à collaborer avec d'autres professionnels, tels que des enquêteurs, des avocats ou des membres de la famille. Une communication coordonnée et unifiée sont essentielles pour garantir la clarté et la cohérence des informations partagées.

La collaboration entre l'infirmier légiste et le médecin légiste est fondamentale pour garantir l'excellence en médecine légale. Chacun apporte une expertise unique et des compétences complémentaires, garantissant une prise en charge complète, respectueuse et précise de chaque cas.

Gestion et traçabilité des échantillons

La gestion et la traçabilité des échantillons en médecine légale revêtent une importance capitale. Chaque échantillon peut avoir une signification médico-légale cruciale, et une mauvaise gestion ou un suivi défectueux peuvent compromettre non seulement l'intégrité scientifique de l'échantillon, mais aussi la validité des preuves en justice.

- Prélèvement des échantillons :
    - L'instant où un échantillon est prélevé est déterminant. L'infirmier doit s'assurer que les échantillons sont collectés selon les protocoles

standards, en utilisant des instruments stérilisés et en évitant toute contamination.

- Étiquetage et documentation :
  - Dès qu'un échantillon est prélevé, il doit être immédiatement étiqueté avec des informations claires : nom du défunt, date et heure du prélèvement, nature de l'échantillon et identité de la personne qui l'a prélevé.
  - Cette étape est cruciale pour assurer la traçabilité et l'intégrité de l'échantillon tout au long de son cycle de vie.
- Stockage et conservation :
  - Selon la nature de l'échantillon, des conditions de conservation spécifiques doivent être respectées, qu'il s'agisse de réfrigération, de congélation ou d'immersion dans une solution conservatrice. L'infirmier doit connaître et appliquer les meilleures pratiques pour chaque type d'échantillon.
- Système de suivi :
  - La mise en place d'un système de suivi efficace est fondamentale. Aujourd'hui, de nombreux établissements utilisent des systèmes électroniques pour assurer une traçabilité en temps réel de chaque échantillon. Ces systèmes permettent de savoir où se trouve l'échantillon à tout moment, qui l'a manipulé et quelles analyses ont été effectuées.
- Transport des échantillons :
  - Si un échantillon doit être envoyé à un laboratoire extérieur pour analyse, des procédures strictes de transport doivent être suivies. Cela comprend l'utilisation d'emballages appropriés, l'étiquetage clair et, si nécessaire, des conditions de conservation pendant le transport.

- Analyse et interprétation :
  - Une fois que l'échantillon est prêt à être analysé, sa traçabilité continue d'être essentielle. Les résultats d'analyse doivent être correctement rattachés à l'échantillon original et toute manipulation ou interprétation doit être soigneusement documentée.
- Conservation à long terme :
  - Dans certains cas, des échantillons peuvent être conservés pendant de longues périodes, soit pour des raisons légales, soit pour d'éventuelles analyses futures. Les protocoles de stockage à long terme doivent garantir que l'échantillon reste intègre et non contaminé.
- Élimination :
  - Lorsque la conservation d'un échantillon n'est plus nécessaire, il doit être éliminé selon des protocoles spécifiques. Cela garantit la sécurité, la confidentialité et le respect du défunt.

La gestion et la traçabilité des échantillons sont au cœur de l'intégrité de la médecine légale. En assurant une prise en charge soigneuse et rigoureuse des échantillons, l'infirmier légiste joue un rôle crucial dans la préservation de la vérité médico-légale et la justice pour les défunts et leurs familles.

Chapitre 4:
LES INTERVENTIONS SPÉCIFIQUES

Gestion des victimes de violences (physiques, sexuelles, etc.)

L'interaction avec les victimes de violences est l'une des responsabilités les plus délicates et cruciales pour l'infirmier en médecine légale. Ces victimes, souvent traumatisées et vulnérables, nécessitent une prise en charge empreinte de compassion, de compétence et de délicatesse. Le rôle de l'infirmier va au-delà de la simple collecte de preuves, il s'agit d'un rôle humain et empathique.

- Accueil et mise en confiance :
    - La première étape est d'offrir un environnement sûr et accueillant à la victime. L'infirmier doit établir une relation de confiance, en étant à l'écoute, en évitant tout jugement et en garantissant la confidentialité.
- Évaluation initiale :
    - Cette étape consiste à déterminer l'urgence médicale des blessures, s'il y en a, et à s'assurer que la victime est stable sur le plan physique. Des soins médicaux urgents peuvent être nécessaires avant toute procédure médico-légale.
- Entretien médico-légal :
    - L'infirmier recueille un historique détaillé des événements, en posant des questions de manière ouverte et neutre. Cette étape est cruciale pour comprendre ce qui s'est passé et déterminer les preuves qui peuvent être recueillies.

- Examen physique et collecte de preuves :
  - Avec le consentement de la victime, l'infirmier effectue un examen physique. Cet examen doit être réalisé avec le plus grand soin et respect, en expliquant chaque étape à la victime. Les preuves, telles que des échantillons ou des photos, sont recueillies avec précision.
- Prévention des séquelles :
  - Selon la nature de la violence, des interventions préventives peuvent être nécessaires, comme la prophylaxie post-exposition au VIH ou la prise en charge des ITS. L'infirmier informe également la victime des signes et symptômes à surveiller.
- Orientation vers des services de soutien :
  - Les victimes de violences peuvent avoir besoin de diverses formes de soutien, qu'il s'agisse de counseling, de groupes de soutien ou d'aide juridique. L'infirmier doit être informé des ressources disponibles et orienter la victime en conséquence.
- Documentation et rapport :
  - L'infirmier documente de manière exhaustive toutes les observations, les déclarations de la victime et les preuves collectées. Cette documentation peut s'avérer cruciale pour les enquêtes et procédures judiciaires ultérieures.
- Suivi :
  - Selon les besoins et avec le consentement de la victime, des rendez-vous de suivi peuvent être programmés pour surveiller les séquelles médicales ou pour continuer la collecte de preuves, par exemple dans le cas de violences sexuelles où certains échantillons sont mieux recueillis après un certain laps de temps.

La prise en charge des victimes de violences est un aspect de la médecine légale qui demande non seulement une expertise médicale, mais aussi une grande humanité. L'infirmier est souvent le premier professionnel de santé que la victime rencontre et, à ce titre, joue un rôle clé dans la guérison physique et émotionnelle de la victime, tout en aidant à collecter des preuves qui peuvent être essentielles pour rendre justice.

L'infirmier
face aux cas de mort suspecte

Face à une mort suspecte, l'infirmier en médecine légale occupe une place centrale. Sa formation et son expertise lui permettent d'agir comme une passerelle entre les mondes médical et judiciaire, aidant à élucider les circonstances entourant la mort tout en offrant un respect et une dignité inestimables à la personne décédée.

- Évaluation initiale du corps :
  - À l'arrivée du corps, l'infirmier effectue une évaluation initiale pour déterminer l'état du défunt, noter les signes évidents de traumatisme ou d'autres particularités pertinentes, et documenter toute observation.
- Préparation pour l'autopsie :
  - L'infirmier prépare le corps pour l'examen post-mortem. Cela peut inclure le nettoyage du corps, la prise de photographies préliminaires, et la mise en place des instruments nécessaires pour l'autopsie.
- Assistance lors de l'autopsie :
  - Pendant l'autopsie, l'infirmier travaille en étroite collaboration avec le médecin légiste, fournissant des instruments, aidant à la collecte d'échantillons et documentant les observations.

- Collecte de preuves :
    - Dans le contexte d'une mort suspecte, chaque détail peut être crucial. L'infirmier s'assure que tous les échantillons sont correctement prélevés, conservés et documentés, garantissant leur intégrité pour d'éventuelles analyses ultérieures ou présentations devant un tribunal.
- Communication avec les enquêteurs :
    - L'infirmier peut être amené à communiquer directement avec les forces de l'ordre, fournissant des détails médicaux pertinents qui peuvent éclairer l'enquête sur la cause de la mort.
- Gestion des émotions et du stress :
    - Face à une mort suspecte, l'infirmier peut être confronté à des scènes émotionnellement éprouvantes. Il est essentiel qu'il dispose des outils et du soutien nécessaires pour gérer le stress et l'impact émotionnel de son travail.
- Éducation et formation continue :
    - Étant donné que les techniques médico-légales et les méthodes d'investigation évoluent constamment, l'infirmier doit se tenir informé des dernières avancées, en participant régulièrement à des formations et en se mettant à jour sur les meilleures pratiques.
- Communication avec les familles :
    - Dans certains cas, l'infirmier peut être sollicité pour fournir des informations aux familles endeuillées, tout en respectant les limites de confidentialité et les protocoles établis.

La mort suspecte apporte son lot de mystères, de douleurs et d'incertitudes. Pour l'infirmier en médecine légale, il s'agit de naviguer dans ce paysage complexe avec compétence, compassion et intégrité, jouant un rôle essentiel dans la quête de vérité et de justice tout en honorant la dignité de ceux qui sont décédés.

Les spécificités de la prise en charge des enfants et des personnes vulnérables

L'infirmier en médecine légale confronté à des enfants ou à des personnes vulnérables, qu'il s'agisse de personnes âgées, de personnes handicapées ou d'autres populations fragiles, doit faire preuve d'une attention, d'une empathie et d'une compétence particulière. Ces individus sont souvent plus susceptibles de subir des préjudices, moins capables de les signaler et nécessitent une prise en charge adaptée à leurs besoins spécifiques.

- Communication adaptée :
  - Il est essentiel d'établir un mode de communication qui tient compte des capacités cognitives et émotionnelles de la personne. Avec les enfants, cela peut signifier l'utilisation de langage simplifié ou d'outils visuels. Pour les personnes avec des incapacités, cela peut nécessiter l'emploi de méthodes alternatives de communication.
- Ambiance rassurante :
  - Le milieu médico-légal peut être intimidant. Créer un environnement sécurisant, peut-être avec des jouets pour les enfants ou des objets familiers pour les personnes âgées, peut aider à réduire l'anxiété.
- Examen physique adapté :
  - L'examen d'un enfant ou d'une personne vulnérable peut nécessiter des techniques spécifiques ou une patience accrue. Il est crucial de veiller à ce que l'individu se sente en sécurité et compris.

- Reconnaissance des signes de traumatisme :
  - Les enfants et les personnes vulnérables peuvent manifester des signes de traumatisme de manière différente. L'infirmier doit être formé pour reconnaître ces signes subtils et adaptés.
- Collaboration avec les services spécialisés :
  - Souvent, d'autres professionnels, comme des travailleurs sociaux, des psychologues ou des défenseurs des droits, peuvent être impliqués. Une collaboration efficace est essentielle pour garantir le bien-être de l'individu.
- Documenter avec précision :
  - Lorsqu'il s'agit de populations vulnérables, la documentation précise est cruciale. Cela peut inclure des détails sur la manière dont les informations ont été recueillies, les témoins présents et les mesures prises pour assurer le confort de la personne.
- Éducation des familles et des soignants :
  - Les familles et les soignants jouent un rôle essentiel dans le soutien apporté à la personne vulnérable. Les informer et les éduquer sur ce à quoi s'attendre, les signes de traumatisme et les ressources disponibles est vital.
- Respect et dignité :
  - Au-delà de toutes les techniques et compétences, il est fondamental de traiter chaque individu, quelles que soient ses capacités ou son âge, avec le plus grand respect et la dignité.

La prise en charge des enfants et des personnes vulnérables en médecine légale est un défi à la fois gratifiant et complexe. L'infirmier doit constamment équilibrer la nécessité d'obtenir des informations médico-légales précises avec celle de fournir des soins compatissants et appropriés à des individus souvent en situation de grande détresse.

Chapitre 5:
LES TECHNIQUES MÉDICO-LÉGALES

Prélèvements
et analyses toxicologiques

Dans le cadre médico-légal, les prélèvements et analyses toxicologiques jouent un rôle crucial. Ils peuvent aider à déterminer la cause du décès, établir la présence de substances dans le système d'une victime ou d'un suspect, ou apporter des preuves dans des affaires criminelles. L'infirmier, en collaboration avec d'autres professionnels de santé, est souvent impliqué dans ce processus délicat.

- Contexte des analyses toxicologiques :
  - Les prélèvements toxicologiques peuvent être demandés pour diverses raisons, telles que la suspicion d'empoisonnement, d'overdose, de conduite sous influence ou d'exposition à des agents toxiques.
- Types de prélèvements :
  - **Sang** : le plus couramment prélevé pour déterminer la présence et la concentration de substances.
  - **Urine** : utile pour détecter la présence de drogues ou de leurs métabolites.
  - **Cheveux** : peut indiquer une exposition à long terme ou une consommation de drogues sur une période prolongée.
  - **Salive** : de plus en plus utilisée pour des tests rapides de dépistage.
  - **Tissus organiques** : en cas d'autopsie, pour rechercher des toxines ou des métabolites spécifiques.

- Protocole de prélèvement :
    - L'hygiène est primordiale pour éviter toute contamination. L'infirmier doit utiliser des gants stériles et s'assurer que les contenants sont bien scellés et étiquetés.
    - La traçabilité est essentielle. Chaque échantillon doit être correctement étiqueté avec des détails tels que le nom, la date, l'heure et le lieu du prélèvement.
- Transport et conservation :
    - Les échantillons doivent être conservés à la bonne température et transportés rapidement vers le laboratoire pour analyse. Le respect des protocoles assure l'intégrité de l'échantillon.
- Interprétation des résultats :
    - La présence d'une substance ne signifie pas nécessairement qu'elle est la cause d'un symptôme ou d'un décès. La compréhension des niveaux thérapeutiques, toxiques et létaux est cruciale. De plus, l'infirmier doit être conscient des interactions possibles entre différents médicaments ou substances.
- Éthique et confidentialité :
    - Comme pour toutes les interventions médicales, l'éthique doit être respectée. La permission doit être obtenue (sauf dans certaines circonstances légales) et la confidentialité des résultats maintenue.
- Communication avec d'autres professionnels :
    - L'infirmier peut être amené à communiquer les résultats aux médecins légistes, aux enquêteurs ou à d'autres professionnels de santé. Une compréhension claire du contexte et des implications des résultats est essentielle.

Les prélèvements et analyses toxicologiques sont des outils puissants dans le monde de la médecine légale. Ils peuvent révéler des vérités cachées, éclairer des mystères médicaux ou fournir des preuves inestimables dans le cadre judiciaire. Pour l'infirmier, la compétence, la précision et l'intégrité sont fondamentales dans cette démarche.

L'importance
de la chaîne de conservation des preuves

La chaîne de conservation des preuves, également appelée chaîne de garde, est un élément essentiel dans le domaine médico-légal. Elle garantit l'intégrité, la traçabilité et la crédibilité des preuves collectées, assurant ainsi que les éléments de preuve peuvent être utilisés avec confiance dans les procédures judiciaires.

- Définition de la chaîne de conservation :
  - La chaîne de conservation est un processus qui documente la possession, le transfert, la manipulation et le stockage d'une preuve, du moment de sa collecte jusqu'à sa présentation devant un tribunal ou son élimination.
- Assurer l'intégrité des preuves :
  - Pour qu'une preuve soit recevable devant un tribunal, il doit être démontré qu'elle n'a pas été altérée, contaminée ou falsifiée de quelque manière que ce soit. Une chaîne de conservation bien documentée est une garantie que la preuve a été traitée avec le plus grand soin.
- Éviter les controverses judiciaires :
  - Une chaîne de conservation brisée ou mal documentée peut mener à la mise en doute de la validité d'une preuve. Cela peut entraîner l'exclusion de la preuve d'un procès ou, dans certains cas, l'annulation d'une condamnation.
- Responsabilité et rôle de l'infirmier :

- L'infirmier joue un rôle clé dans le maintien de la chaîne de conservation, en particulier lors de la collecte d'échantillons biologiques ou d'autres preuves médicales. La documentation précise, le stockage sécurisé et la remise correcte des échantillons sont cruciaux.
- Protocoles standardisés :
  - Pour garantir une chaîne de conservation uniforme et fiable, des protocoles standardisés doivent être en place. Cela inclut l'utilisation d'emballages scellés, d'étiquettes d'identification et de formulaires de documentation appropriés.
- Traçabilité :
  - Chaque fois qu'une preuve est transférée d'une personne à une autre ou manipulée, cela doit être dûment noté. Cette traçabilité garantit que l'on peut retracer l'historique complet de la manipulation d'une preuve.
- Formation et sensibilisation :
  - Les professionnels impliqués dans la collecte, le traitement ou la gestion des preuves doivent être correctement formés à l'importance de la chaîne de conservation. Cela garantit que les erreurs sont minimisées et que les protocoles sont respectés.
- Conséquences d'une chaîne de conservation brisée :
  - Au-delà des implications judiciaires, une chaîne de conservation brisée peut entraîner une perte de confiance dans le système judiciaire, des erreurs d'identification et, dans certains cas, des injustices pour les personnes impliquées.

La chaîne de conservation des preuves est plus qu'un simple processus administratif : elle est le fondement de l'intégrité judiciaire. Pour l'infirmier en médecine légale, comprendre et respecter cette chaîne est non seulement une responsabilité professionnelle mais aussi un devoir éthique envers la justice et la vérité.

Les avancées technologiques :
ADN, imagerie, etc.

La médecine légale, comme de nombreux autres domaines médicaux, a été profondément transformée par les avancées technologiques. Ces innovations ont renforcé la précision, l'efficacité et la fiabilité des analyses, offrant des opportunités sans précédent pour résoudre des affaires judiciaires complexes et mieux comprendre les circonstances entourant un décès ou un traumatisme.

- L'analyse de l'ADN :
    - **Introduction et impact** : L'identification par ADN a révolutionné la résolution des crimes. Elle permet une identification précise à partir de minuscules échantillons biologiques, rendant possible la résolution d'affaires non résolues datant de plusieurs décennies.
    - **Techniques avancées** : Des méthodes telles que le séquençage de nouvelle génération permettent d'analyser des échantillons d'ADN dégradés ou mixtes, augmentant les chances d'obtenir un profil génétique exploitable.
    - **Limites et éthique** : Si l'ADN est un outil puissant, il soulève également des questions éthiques concernant la vie privée, le stockage des données et les droits de l'homme.
- Imagerie médicale en médecine légale :
    - **Tomodensitométrie (TDM)** : Permet d'obtenir une image détaillée en 3D des organes internes, souvent utilisée pour

déterminer la cause du décès sans nécessiter d'autopsie invasive.

- **Imagerie par résonance magnétique (IRM)** : Utilisée pour visualiser les tissus mous, elle peut aider à déterminer des traumatismes ou des pathologies spécifiques.
- **Radiographie** : Bien qu'il s'agisse d'une technique plus ancienne, elle reste précieuse pour visualiser les fractures, les objets étrangers ou les lésions osseuses.

- Technologies d'identification numérique :
  - **Reconnaissance faciale** : Bien que controversée, cette technologie peut aider à identifier des victimes ou des suspects à partir de vidéosurveillance ou de photos.
  - **Empreintes digitales numérisées** : L'utilisation de scanners haute résolution permet une analyse rapide et précise des empreintes digitales, facilitant les correspondances avec les bases de données.

- Toxicologie moderne :
  - Avec le développement de la spectrométrie de masse et d'autres techniques avancées, les laboratoires peuvent désormais détecter des concentrations extrêmement faibles de substances, y compris des drogues de synthèse nouvellement apparues sur le marché.

- Applications numériques et logiciels :
  - Les logiciels de modélisation peuvent aider à reconstituer des scènes de crime ou des trajectoires de balles. De plus, les bases de données centralisées permettent un partage et une analyse rapide des informations, accélérant ainsi les enquêtes.

- Impressions 3D en médecine légale :
  - Les imprimantes 3D peuvent être utilisées pour créer des répliques d'os, d'armes ou d'autres éléments de preuve, facilitant ainsi la visualisation et l'analyse.
- Enjeux et précautions :
  - Malgré leurs avantages, ces technologies ne sont pas infaillibles. Les erreurs, qu'elles soient dues à des problèmes techniques, humains ou à des contaminations, peuvent avoir de graves conséquences judiciaires. De plus, des questions éthiques et juridiques se posent concernant la vie privée, la conservation des données et le consentement.

Les avancées technologiques en médecine légale offrent des opportunités passionnantes pour les professionnels du domaine, y compris les infirmiers. Toutefois, avec ces opportunités viennent des responsabilités, nécessitant une formation continue, une sensibilisation éthique et une adhésion rigoureuse aux protocoles standardisés.

Chapitre 6:
LES ASPECTS
PSYCHOLOGIQUES ET ÉTHIQUES

L'accompagnement
des familles endeuillées

Au cœur de la médecine légale, au-delà des procédures techniques, des analyses et des rapports, il y a l'élément humain. L'infirmier en médecine légale est souvent l'un des premiers professionnels de la santé à interagir avec les familles endeuillées. Cet accompagnement, mêlant sensibilité, professionnalisme et éthique, est essentiel pour aider les proches à traverser cette période douloureuse.

- Comprendre le processus de deuil :
    - Le deuil est une réponse naturelle à la perte, mais il n'a pas de chronologie fixe ni de manifestation uniforme. Chaque personne, chaque famille, traverse le deuil à sa propre manière.
- La première rencontre :
    - Les premiers instants de contact avec une famille endeuillée sont cruciaux. L'approche doit être empreinte d'empathie, de respect et de sincérité. Le ton de la voix, le choix des mots et le langage corporel jouent tous un rôle essentiel dans la création d'un espace sûr et respectueux.
- Communication claire et transparente :
    - Les familles cherchent des réponses. Bien qu'il puisse y avoir des informations que l'on ne peut ou ne doit pas partager immédiatement, il est important d'être aussi

transparent et direct que possible, tout en restant délicat.

- Respecter les rituels culturels et religieux :
  - Chaque culture, chaque religion a ses propres rites et coutumes entourant la mort. Il est impératif de les connaître, de les respecter et de les intégrer autant que possible dans les interactions et les procédures.
- Orienter vers des ressources spécialisées :
  - L'infirmier ne peut pas, à lui seul, répondre à tous les besoins d'une famille en deuil. Il est donc crucial de connaître les organismes et professionnels spécialisés (psychologues, conseillers en deuil, groupes de soutien) vers lesquels orienter les familles.
- Gérer les émotions personnelles :
  - Accompagner des familles endeuillées est émotionnellement exigeant. L'infirmier doit également prendre soin de lui, chercher un soutien si nécessaire et reconnaître quand il doit prendre du recul.
- Maintenir la confidentialité :
  - La discrétion est fondamentale. Les détails des circonstances entourant un décès ou une affaire judiciaire doivent rester confidentiels, à moins qu'il ne soit légalement ou éthiquement nécessaire de les partager.
- La suite du processus :
  - Même après la première rencontre, l'accompagnement peut continuer. Que ce soit pour partager des résultats d'analyses, pour répondre à des questions ultérieures ou simplement pour offrir un soutien continu, l'infirmier reste un pilier pour la famille.

L'accompagnement des familles endeuillées est une dimension souvent sous-estimée de la médecine légale. Cependant, pour de nombreuses familles, l'infirmier peut être un phare dans la tempête, une présence rassurante et professionnelle, guidant les proches à travers l'une des périodes les plus difficiles de leur vie.

Gestion du stress
et préservation de sa santé mentale

La profession d'infirmier en médecine légale comporte des défis émotionnels, psychologiques et parfois même physiques uniques. Confrontés régulièrement à la mort, à la souffrance et à la détresse des familles, ces professionnels sont soumis à un stress considérable. Il est impératif qu'ils disposent des outils et des ressources nécessaires pour gérer ce stress et préserver leur santé mentale.

- Reconnaître les signes :
    - Les premiers symptômes du stress ou de l'épuisement professionnel peuvent être subtils : irritabilité, fatigue, insomnies, sentiment d'isolement ou d'anxiété. Reconnaître ces signes est la première étape pour y faire face.
- Établir des frontières :
    - Si la compassion et l'empathie sont essentielles dans ce métier, il est aussi important de savoir établir des limites. Cela permet de garantir un équilibre entre la vie professionnelle et personnelle, évitant ainsi la surcharge émotionnelle.
- Développer des techniques de relaxation :
    - Que ce soit la méditation, le yoga, la respiration profonde ou toute autre technique, ces méthodes peuvent aider à se recentrer, à réduire l'anxiété et à gérer le stress au quotidien.

- Rechercher un soutien professionnel :
  - Il n'y a aucune honte à demander de l'aide. La thérapie ou le counseling peuvent offrir des stratégies pour gérer le stress, traiter les traumatismes et prévenir l'épuisement professionnel.
- Établir un réseau de soutien :
  - Les collègues, amis, famille ou groupes de soutien spécialisés peuvent fournir une oreille attentive, partager des expériences et offrir des perspectives différentes.
- Prendre soin de soi physiquement :
  - Une alimentation équilibrée, un exercice régulier et un sommeil suffisant sont essentiels pour gérer le stress et maintenir une santé mentale solide.
- Ritualiser la fin de la journée :
  - Il peut être utile d'avoir un rituel pour marquer la fin de la journée de travail et la transition vers la vie personnelle, que ce soit une promenade, un moment de lecture ou toute autre activité relaxante.
- Formation continue et supervisions :
  - Participer à des ateliers ou formations sur la gestion du stress ou la santé mentale peut être bénéfique. Les sessions de supervision offrent également un espace sécurisé pour discuter des défis professionnels.
- Prendre des pauses :
  - Si possible, s'accorder des moments de repos pendant la journée. De plus, prendre des vacances ou des congés peut aider à se ressourcer et à prévenir l'épuisement.
- Reconnaître ses limites :
  - Il est crucial d'admettre quand on est submergé et d'en parler à un superviseur ou à un collègue. Parfois, un simple ajustement des responsabilités peut faire toute la différence.

La gestion du stress et la préservation de sa santé mentale ne sont pas des signes de faiblesse, mais de force. Pour un infirmier en médecine légale, cela garantit non seulement sa propre santé et son bien-être, mais aussi la qualité des soins et du soutien qu'il offre aux autres.

Les dilemmes éthiques en médecine légale

En médecine légale, la science et la justice se croisent, engendrant une série de dilemmes éthiques uniques. L'infirmier, comme pivot entre ces deux mondes, se retrouve régulièrement confronté à des questions éthiques complexes. Il est essentiel de les aborder avec réflexion, intégrité et respect.

- Conflit entre la justice et le soin :
    - L'infirmier est avant tout formé pour soigner. Mais en médecine légale, la recherche de la vérité judiciaire peut parfois entrer en conflit avec l'impératif de soin. Comment concilier ces deux responsabilités ?
- Confidentialité contre divulgation :
    - Protéger les informations médicales est un pilier de l'éthique médicale. Cependant, en médecine légale, certains éléments peuvent être requis par la justice. Quand et comment divulguer ces informations, et dans quelle mesure ?
- Le consentement dans un contexte judiciaire :
    - Les procédures légales peuvent exiger des examens ou des prélèvements. Comment s'assurer que le patient ou la famille donne un consentement éclairé, surtout lorsqu'il est sous le choc ou en deuil ?

- Traitement des détenus et droits de l'homme :
  - Lors de l'examen médical de détenus ou de suspects, comment l'infirmier peut-il garantir un traitement éthique, surtout dans des contextes où les droits de l'homme pourraient être compromis ?
- Impartialité et biais :
  - L'infirmier doit rester neutre, mais les préjugés inconscients peuvent influencer les observations ou les décisions. Comment garantir une impartialité constante ?
- Interactions avec la famille :
  - Dans des situations d'autopsie ou de décès suspect, les familles peuvent être en détresse, voire en colère. Comment naviguer entre les besoins émotionnels des proches et les exigences de la procédure légale ?
- Décision d'autopsie contre volonté religieuse ou culturelle :
  - Certaines cultures et religions ont des réticences ou des interdictions vis-à-vis des autopsies. Comment respecter ces croyances tout en assurant les impératifs légaux et médicaux ?
- Technologies émergentes et consentement :
  - Avec l'avancée des technologies, comme le séquençage génomique, de nouvelles questions éthiques émergent. Comment s'assurer que le patient comprend les implications de ces tests ?
- Formation et apprentissage sur des corps :
  - L'utilisation de corps pour la formation ou la recherche est cruciale, mais elle pose des questions éthiques. Comment garantir le respect du défunt et de sa famille ?
- Gestion de l'échec ou de l'erreur :
  - En médecine légale, une erreur peut avoir des conséquences judiciaires majeures. Comment

gérer ces situations, assumer la responsabilité et garantir que justice soit faite ?

Les dilemmes éthiques en médecine légale exigent une profonde réflexion, un respect des droits des individus et un engagement constant envers l'intégrité. Pour l'infirmier, ils représentent à la fois un défi et une occasion de renforcer la confiance du public dans le système judiciaire et médical.

Chapitre 7:
CAS PRATIQUES ET RETOURS D'EXPÉRIENCES

Analyse de cas réels : leçons apprises

L'analyse de cas concrets en médecine légale offre une occasion précieuse d'apprentissage. Elle permet non seulement de comprendre les nuances des situations réelles, mais aussi de tirer des leçons essentielles pour améliorer la pratique. Bien que chaque cas soit unique, ils offrent souvent des enseignements communs.

- **Le cas du prélèvement inadéquat :**
- Lors d'une autopsie, un prélèvement inapproprié compromit les résultats toxicologiques, entravant le processus judiciaire.
  - **Leçon**: La rigueur et la précision dans la collecte d'échantillons sont cruciales. La formation continue et la mise à jour des compétences garantissent la fiabilité des procédures.

- **Le décès dû à une maladie rare :**
- Une femme est décédée subitement, et l'autopsie initiale n'a pas révélé la cause. Cependant, une relecture attentive des antécédents familiaux a mis en évidence une maladie cardiaque héréditaire rare.
  - **Leçon**: L'importance d'une anamnèse complète et de l'analyse des antécédents familiaux. Les informations non médicales peuvent être tout aussi vitales que les données cliniques.

- **Erreur d'identification du corps** :
- Deux victimes d'un accident de la route ont été incorrectement identifiées, causant une immense détresse aux familles.
  - **Leçon**: Les procédures d'identification doivent être méticuleuses et multi-facettes, incorporant des méthodes telles que l'empreinte dentaire, l'ADN, et l'identification visuelle par des proches.

- **La détresse d'une famille non informée** :
- Une autopsie fut réalisée sans informer pleinement la famille des détails, causant une rupture de confiance.
  - **Leçon**: La communication transparente et empathique avec les familles est essentielle. Le respect de leurs sentiments et de leurs droits est primordial.

- **Une erreur de jugement face à des signes de violence** :
- Un individu décédé présentait de légères ecchymoses, initialement écartées comme bénignes. Une enquête plus approfondie a révélé une cause violente.
  - **Leçon**: La prudence est de mise, même face à des signes subtils. Chaque marque ou lésion doit être soigneusement examinée et documentée.

- **Le manque de collaboration interdisciplinaire** :
- Dans une affaire complexe impliquant une possible intoxication, le manque de communication entre les experts a retardé la résolution.
  - **Leçon**: La médecine légale est un effort collaboratif. La communication ouverte entre

infirmiers, médecins légistes, toxicologues et autres spécialistes est cruciale.

- **La négligence du suivi psychologique :**
- Un infirmier, après avoir été exposé à une série de cas traumatisants, a développé un syndrome de stress post-traumatique.
  - **Leçon**: La santé mentale des professionnels de la médecine légale est primordiale. Le soutien psychologique doit être intégré dans le cadre professionnel.

L'analyse de ces cas souligne la complexité et la responsabilité inhérentes à la médecine légale. En tirant des leçons de chaque situation, les professionnels peuvent continuellement affiner leurs compétences, garantissant ainsi la meilleure qualité de service pour la justice, les défunts et leurs familles.

Les erreurs à éviter

La médecine légale, en tant que passerelle entre la médecine et la justice, est un domaine où les erreurs peuvent avoir des conséquences profondes, non seulement sur les familles des défunts, mais aussi sur les procédures judiciaires. Voici une liste des erreurs courantes à éviter, accompagnée de recommandations pour garantir une pratique éthique et professionnelle.

- Négligence dans la documentation :
  - Toute information, aussi insignifiante soit-elle, doit être consignée avec précision.
  - Recommandation: Utilisez une liste de contrôle pour s'assurer que toutes les étapes sont documentées.

- Manquement aux protocoles d'hygiène :
  - Même sous pression, les protocoles sanitaires doivent être respectés.
  - Recommandation: Régulièrement, revoir et mettre à jour les formations sur les bonnes pratiques d'hygiène.
- Communiquer prématurément des résultats :
  - Fournir des informations avant que toutes les analyses ne soient terminées peut induire en erreur.
  - Recommandation: Assurez-vous que tous les résultats sont finalisés et revus avant de les communiquer.
- Ignorer ou minimiser l'importance de la chaîne de conservation des preuves :
  - Toute interruption peut remettre en question la validité des échantillons.
  - Recommandation: Suivez strictement les procédures et documentez chaque étape de la chaîne.
- Se fier exclusivement à l'expérience personnelle plutôt qu'aux protocoles établis :
  - L'expérience est précieuse, mais elle ne remplace pas les procédures standard.
  - Recommandation: Encouragez une culture de respect des protocoles tout en valorisant l'expérience.
- Négliger le bien-être émotionnel des proches :
  - Les familles sont souvent en deuil et nécessitent une communication empathique.
  - Recommandation: Offrez une formation en communication compassionnelle à votre équipe.
- Sous-estimer l'impact émotionnel sur soi-même :
  - Ignorer son propre bien-être peut conduire à un épuisement professionnel.

- Recommandation: Intégrez des évaluations régulières de bien-être et offrez un soutien psychologique.
- Manquer de mises à jour et de formations continues :
  - La médecine légale évolue constamment, notamment avec l'avancée technologique.
  - Recommandation: Encouragez une formation continue pour rester à jour.
- Tirer des conclusions hâtives sans preuves concrètes :
  - Une conclusion précipitée peut fausser la vérité.
  - Recommandation: Approchez chaque cas avec une mentalité ouverte et basée sur les faits.
- Négliger la collaboration interdisciplinaire :
  - La médecine légale nécessite l'expertise de divers professionnels.
  - Recommandation: Facilitez et encouragez la collaboration entre les différents experts.
- Ne pas reconnaître ses propres limites :
  - Personne n'est infaillible; il est crucial de savoir quand demander de l'aide ou une deuxième opinion.
  - Recommandation: Cultivez une culture d'humilité et de collaboration au sein de l'équipe.

En évitant ces erreurs, l'infirmier en médecine légale peut garantir une pratique respectueuse, professionnelle et au service de la justice et de la vérité.

Témoignages d'infirmiers experts en médecine légale

Note : Les témoignages suivants sont fictifs, mais ils visent à illustrer la diversité et la profondeur des expériences des infirmiers en médecine légale.

Camille, 10 ans d'expérience :

"La médecine légale est bien plus qu'un simple travail pour moi; c'est une vocation. Chaque cas me rappelle l'importance de notre rôle - non seulement dans la recherche de la vérité, mais aussi dans le soutien aux familles en deuil. Une fois, après une autopsie particulièrement délicate, j'ai passé une heure avec la famille, répondant à leurs questions et les aidant à trouver une certaine paix. Ce sont ces moments qui donnent un sens profond à mon métier."

Khaled, 15 ans d'expérience :

"Je me souviens d'un cas où les premiers indices semblaient clairs, mais quelque chose me disait que nous avions peut-être manqué un détail. Après avoir repris les analyses et avoir sollicité l'avis d'un collègue, nous avons découvert une rare anomalie génétique. Cela a non seulement éclairé la cause du décès, mais aussi permis à la famille de se faire tester et de prendre des mesures préventives. La rigueur et la persévérance sont essentielles dans ce métier."

Elena, 7 ans d'expérience :

"Ce que beaucoup ne réalisent pas, c'est le poids émotionnel que nous portons. Oui, nous sommes formés pour cela, mais chaque cas, chaque corps a une histoire, une famille. C'est un défi constant de naviguer entre notre devoir professionnel et notre humanité. Heureusement, j'ai une équipe incroyable autour de moi, et nous nous soutenons mutuellement à travers les jours les plus difficiles."

Raj, 20 ans d'expérience :
"Avec l'avancée technologique, notre domaine a énormément évolué. Ce qui était autrefois une procédure de plusieurs jours peut maintenant être accompli en quelques heures grâce à la technologie. Cependant, l'aspect le plus gratifiant pour moi reste la collaboration avec mes collègues. Ensemble, nous combinons nos connaissances et notre expertise pour résoudre les énigmes les plus complexes."

Léa, 5 ans d'expérience :
"Je suis entrée en médecine légale après avoir travaillé dans les soins intensifs. Le passage fut un choc, mais j'ai rapidement compris l'importance de notre rôle. Chaque victime mérite justice et dignité, et c'est ce que nous nous efforçons de fournir, jour après jour. Et même si certains jours sont plus durs que d'autres, je sais que je contribue à quelque chose de bien plus grand que moi."

Ces témoignages fictifs cherchent à mettre en lumière les défis, les récompenses, et la passion qui anime les infirmiers en médecine légale. Chaque cas apporte son lot d'énigmes à résoudre, de familles à réconforter, et de vérités à découvrir.

Chapitre 8:
LA RELATION
INTERPROFESSIONNELLE

Travailler avec la police et les enquêteurs

L'interaction entre le personnel médical et les forces de l'ordre est un aspect essentiel de la médecine légale. Cette collaboration, lorsqu'elle est bien menée, permet non seulement d'éclairer les circonstances d'un décès ou d'une agression, mais également de rendre justice à la victime et d'apporter des réponses à ses proches. L'infirmier, en tant que membre clé de l'équipe médico-légale, joue un rôle pivot dans cette alliance.

1. Communication interprofessionnelle :
L'une des principales compétences pour un infirmier en médecine légale est sa capacité à communiquer efficacement avec la police et les enquêteurs. Cela signifie transmettre des informations médicales complexes d'une manière qui soit compréhensible pour ceux qui n'ont pas de formation médicale, tout en s'assurant que les détails cruciaux ne sont pas perdus.

2. Collecte de preuves :
Dans de nombreux cas, l'infirmier peut être le premier professionnel médical à examiner une victime vivante, par exemple dans les cas de violences sexuelles. Il est donc essentiel qu'il sache comment recueillir, préserver et documenter des preuves physiques qui pourraient être utilisées lors d'une enquête ou d'un procès.

3. Scènes de crime :
Il arrive que l'infirmier soit appelé sur une scène de crime pour aider à évaluer et à préserver des preuves médicales. Dans ces situations, il est crucial de comprendre les

protocoles d'enquête pour ne pas compromettre les preuves.

4. Témoignage d'expert :

Un infirmier spécialisé peut être appelé à témoigner devant un tribunal en tant qu'expert, partageant ses observations et ses conclusions médicales pour aider le jury ou le juge à comprendre les éléments médicaux d'une affaire.

5. Formation continue :

Les enquêteurs et la police peuvent ne pas être familiers avec les dernières techniques ou découvertes médicales. Les infirmiers peuvent organiser ou participer à des séminaires et des formations pour les forces de l'ordre, garantissant une compréhension mutuelle et à jour des procédures et des connaissances.

6. Respect et confiance mutuels :

La relation entre l'infirmier et les enquêteurs est basée sur la confiance. Il est essentiel que chaque partie comprenne et respecte le rôle et l'expertise de l'autre pour assurer une collaboration fructueuse.

7. Gestion des émotions :

Les scènes de crime et les cas médico-légaux peuvent être émotionnellement chargés. L'infirmier, tout comme les enquêteurs, doit savoir gérer ses émotions pour rester objectif et professionnel.

La collaboration entre l'infirmier en médecine légale, la police et les enquêteurs est cruciale pour la recherche de la vérité. Ensemble, ils forment une équipe soudée dont l'objectif est d'apporter justice et clarté aux affaires les plus sombres et les plus complexes.

Collaboration avec les psychologues, psychiatres et travailleurs sociaux

La médecine légale, avec ses nuances complexes et souvent émotionnelles, nécessite une approche collaborative. Alors que les infirmiers, les médecins légistes et la police jouent des rôles cruciaux, le soutien des psychologues, psychiatres et travailleurs sociaux est tout aussi vital pour assurer une prise en charge holistique de toutes les personnes impliquées, qu'il s'agisse des victimes, de leurs familles ou même du personnel médical.

1. Soutien aux victimes :
   - **Approche psychosociale** : Après un traumatisme, une victime peut nécessiter une assistance pour gérer le choc émotionnel. Les travailleurs sociaux peuvent fournir un soutien immédiat, établir un plan d'intervention et orienter la victime vers des services adaptés.
   - **Évaluation psychiatrique** : Dans certains cas, la victime peut présenter des symptômes qui nécessitent une évaluation psychiatrique, que ce soit pour des troubles de stress post-traumatique, des tendances suicidaires ou d'autres conditions.
   - **Thérapie continue** : Un psychologue ou un psychiatre peut offrir une thérapie à long terme pour aider la victime à surmonter son traumatisme.
2. Soutien aux familles :
   - **Accompagnement dans le deuil** : Les travailleurs sociaux peuvent guider les familles à travers les premières étapes du deuil, les aidant à comprendre et à gérer leurs émotions.
   - **Orientation vers des groupes de soutien** : Les familles peuvent bénéficier de groupes de soutien où elles peuvent partager leurs expériences et se sentir moins isolées.
   - **Interventions en cas de conflits** : Les tensions peuvent surgir dans les familles après un décès ou un traumatisme. Un psychologue ou un travailleur social peut intervenir pour atténuer ces tensions.

3. Soutien au personnel médical :
- **Gestion du stress** : Face à des situations lourdes émotionnellement, le personnel médical peut ressentir du stress, de la fatigue ou même un épuisement professionnel. Des séances régulières avec un psychologue ou des ateliers de gestion du stress peuvent s'avérer bénéfiques.
- **Débriefing après des cas difficiles** : Après un cas particulièrement troublant, une session de débriefing avec un psychologue peut aider le personnel à traiter leurs émotions et à trouver des stratégies pour avancer.
- **Consultations psychiatriques** : Dans des situations extrêmes, certains professionnels peuvent avoir besoin d'une évaluation et d'un suivi psychiatrique pour s'assurer de leur bien-être mental.

4. Collaboration et formation interprofessionnelle :
- **Formations conjointes** : La tenue de sessions de formation où infirmiers, médecins légistes, travailleurs sociaux, psychologues et psychiatres apprennent ensemble peut renforcer la collaboration et assurer une meilleure compréhension des rôles de chacun.
- **Études de cas multidisciplinaires** : Discuter régulièrement des cas sous différents angles professionnels peut enrichir la prise en charge globale des victimes et de leurs familles.

En médecine légale, la collaboration interdisciplinaire est essentielle pour assurer une prise en charge complète et respectueuse. Chaque professionnel apporte une expertise unique qui, lorsqu'elle est combinée, offre un réseau solide de soutien et d'intervention pour tous les concernés.

L'interaction avec les avocats et le système judiciaire

Au carrefour entre la médecine et la loi, l'infirmier en médecine légale joue un rôle essentiel, qui implique inévitablement des interactions avec le monde juridique. Cette collaboration permet d'assurer que les preuves médicales sont correctement utilisées dans le cadre des procédures judiciaires et que la justice est rendue de manière équitable.

1. Préparation des témoignages :
   - **Compréhension des attentes légales** : L'infirmier doit être préparé à expliquer ses découvertes d'une manière qui soit compréhensible pour un public juridique, tout en restant médicalement exact.
   - **Simulation de témoignages** : Travailler avec des avocats pour s'entraîner à témoigner peut aider à se préparer à la pression de la salle d'audience.
2. Le rôle de témoin expert :
   - **Présentation des preuves** : L'infirmier peut être amené à présenter des éléments médicaux, tels que des rapports d'autopsie ou des échantillons, et à expliquer leur pertinence.
   - **Répondre aux interrogatoires** : Les compétences en communication sont essentielles pour répondre aux questions des avocats de la défense et de l'accusation, souvent dans des situations tendues.
3. Navigation dans le système judiciaire :
   - **Compréhension du processus judiciaire** : Il est crucial de comprendre comment fonctionne le système, des premières audiences aux procès, pour mieux interagir avec les avocats et le tribunal.
   - **Respect des procédures judiciaires** : L'infirmier doit connaître et respecter les protocoles relatifs à la présentation des preuves, à la conservation des échantillons et aux dépositions.

4. Confidentialité et éthique :
- **Protection des informations sensibles** : L'infirmier doit garantir que toutes les informations médicales restent confidentielles, sauf lorsqu'elles sont nécessaires dans le cadre d'une procédure judiciaire.
- **Intégrité professionnelle** : Il est essentiel d'être honnête et transparent, évitant tout biais ou partialité lors de la présentation des preuves ou du témoignage.

5. Collaboration avec les avocats :
- **Préparation conjointe** : Les discussions préalables avec les avocats permettent de clarifier le rôle de l'infirmier dans le procès et d'anticiper d'éventuelles questions.
- **Formation continue** : Organiser des sessions de formation avec des avocats pour mieux comprendre les implications légales des preuves médicales et des témoignages.

6. Gestion des pressions :
- **Soutien émotionnel** : Les interactions avec le système judiciaire peuvent être stressantes. Trouver des moyens de gérer ce stress, comme la méditation ou la consultation de professionnels de santé mentale, peut être bénéfique.
- **Restez à jour** : Les lois et les procédures changent. Une formation continue est essentielle pour rester informé et efficace dans ce rôle interdisciplinaire.

L'interaction avec les avocats et le système judiciaire est une dimension cruciale du travail de l'infirmier en médecine légale. En naviguant habilement dans cette interface, l'infirmier aide à assurer que la médecine et la justice collaborent de manière fluide, pour le bénéfice de la société dans son ensemble.

Chapitre 9:
ASPECTS MÉDICO-LÉGAUX
DANS DES CONTEXTES PARTICULIERS

La médecine légale en contexte
de catastrophes naturelles
ou d'actes terroristes

Dans des situations exceptionnelles, telles que les catastrophes naturelles ou les actes terroristes, la médecine légale se trouve confrontée à des défis immenses, souvent imprévisibles et urgents. Ces événements tragiques nécessitent une coordination sans faille entre différents secteurs professionnels pour identifier les victimes, apporter un soutien à leurs familles et contribuer aux enquêtes.

1. Gestion de la scène du drame :
   - **Sécurisation du lieu** : Après un acte terroriste ou une catastrophe naturelle, il est primordial d'assurer la sécurité de la zone avant d'entamer toute procédure médico-légale.
   - **Tri initial** : Avec un nombre élevé de victimes, il est crucial de trier rapidement les corps, de prélever des échantillons et de documenter la scène.
2. Identification des victimes :
   - **Challenges logistiques** : Les catastrophes majeures peuvent entraîner un grand nombre de décès, nécessitant une organisation méticuleuse pour gérer l'identification.
   - **Utilisation de la technologie** : L'ADN, les empreintes dentaires, et d'autres méthodes sont utilisées pour identifier avec précision les victimes lorsque les identifications visuelles ne sont pas possibles.

3. Collaboration inter-agences :
- **Communication constante** : Dans ces situations, les infirmiers légistes doivent travailler étroitement avec d'autres professionnels, notamment la police, les pompiers, les services d'urgence et les organismes gouvernementaux.
- **Centres de coordination** : Des centres spécifiques peuvent être établis pour gérer la crise, où les informations sont centralisées et diffusées de manière efficace.

4. Soutien aux familles des victimes :
- **Centres d'information** : Des lieux dédiés peuvent être établis pour informer les familles sur le processus d'identification et les mises à jour concernant leurs proches.
- **Accompagnement psychologique** : Vu le choc émotionnel, un soutien psychologique doit être mis en place rapidement pour les familles endeuillées.

5. Collecte et conservation des preuves :
- **Enquêtes** : Dans le cas d'actes terroristes, les preuves médicales peuvent être essentielles pour l'enquête criminelle.
- **Défis uniques** : Les catastrophes naturelles peuvent compromettre la conservation des échantillons en raison des conditions environnementales, nécessitant des adaptations rapides.

6. Préparation et formation :
- **Simulations de catastrophes** : Les formations basées sur des scénarios de catastrophes peuvent aider les infirmiers légistes à se préparer à des interventions en situation réelle.
- **Collaboration internationale** : Dans certains cas, notamment lors d'événements de grande envergure, une collaboration internationale peut être nécessaire, avec l'intervention d'équipes spécialisées venues d'autres pays.

7. Gestion du stress professionnel :
- **Débriefing post-traumatique** : Face à la gravité et à l'ampleur de ces événements, les professionnels peuvent avoir besoin d'un soutien psychologique pour gérer le stress post-traumatique.
- **Rotation des équipes** : Pour éviter l'épuisement, il peut être nécessaire de faire tourner régulièrement les équipes sur le terrain.

Intervenir en médecine légale dans le contexte de catastrophes naturelles ou d'actes terroristes requiert non seulement une expertise médicale, mais aussi une capacité à agir rapidement, à collaborer à grande échelle et à faire preuve d'une grande résilience émotionnelle. Ces interventions sont essentielles pour rendre justice aux victimes, soutenir leurs familles et contribuer à l'enquête globale.

Le rôle de l'infirmier légiste dans les contextes de guerre ou de conflits

Les guerres et les conflits armés présentent des défis uniques pour la médecine légale. Dans ces contextes, l'infirmier légiste joue un rôle essentiel pour garantir le respect des droits humains, la documentation des crimes de guerre, et la prise en charge des victimes. Les terrains d'intervention peuvent être imprévisibles, avec des situations pouvant rapidement évoluer.

1. Identification des victimes de conflits :
- **Masse de victimes** : Les conflits peuvent générer un grand nombre de victimes en peu de temps, demandant des efforts d'identification rapides et systématiques.
- **Exhumations** : Dans certains cas, les infirmiers légistes peuvent être amenés à exhumers des

charniers ou des fosses communes pour identifier les corps.

2. Documentation des crimes de guerre :

- **Collecte de preuves** : L'infirmier légiste est souvent au premier rang pour documenter les preuves de torture, de génocide, ou d'autres crimes contre l'humanité.
- **Collaboration avec des juridictions internationales** : Les preuves recueillies peuvent être utilisées devant des tribunaux internationaux, comme la Cour pénale internationale.

3. Gestion des blessures de guerre :

- **Traitement des blessures spécifiques** : Les conflits armés peuvent entraîner des types de blessures particuliers, tels que celles causées par des mines terrestres ou des armes chimiques.
- **Prévention des infections** : Dans des zones de conflit, l'accès aux soins médicaux peut être limité, rendant cruciale la prévention des infections secondaires.

4. Collaboration en zones hostiles :

- **Travailler avec des ONG et des organismes internationaux** : Dans les zones de guerre, la collaboration avec des organisations telles que la Croix-Rouge ou Médecins Sans Frontières est essentielle.
- **Sécurité personnelle** : La sécurité des infirmiers légistes peut être menacée. Ils doivent donc être formés aux protocoles de sécurité en zones conflictuelles.

5. Soutien psychologique aux victimes :

- **Traumatismes multiples** : Les victimes de guerre peuvent avoir subi des traumatismes physiques et psychologiques. La prise en charge de ces traumatismes est donc multidimensionnelle.
- **Référés et liaisons** : Les infirmiers légistes doivent pouvoir orienter les victimes vers des spécialistes

adaptés, tels que des psychologues ou des travailleurs sociaux.

6. Formation spécifique :

- **Préparation aux contextes de guerre** : La formation des infirmiers légistes pour travailler dans des zones de conflit doit être intensifiée, abordant des aspects médicaux, éthiques, et sécuritaires.
- **Mises à jour régulières** : Avec l'évolution des méthodes de combat et des armements, une formation continue est cruciale.

7. Éthique et neutralité :

- **Neutralité professionnelle** : Dans les contextes de guerre, la neutralité est primordiale pour garantir l'accès aux victimes et le respect par toutes les parties du conflit.
- **Respect du droit international humanitaire** : L'infirmier légiste doit être bien informé des conventions et traités qui protègent les victimes et le personnel médical en temps de guerre.

En zones de guerre, l'infirmier légiste joue un rôle vital malgré un environnement de travail particulièrement complexe et dangereux. Sa mission va au-delà de la simple application des compétences médicales, car elle implique une profonde compréhension des enjeux humains et juridiques en jeu. Ces professionnels deviennent ainsi des acteurs majeurs dans la documentation des conséquences des conflits, la défense des droits humains et la quête de justice pour les victimes.

Cas des disparitions non résolues

Les disparitions non résolues constituent une énigme pour les enquêteurs, les familles et la communauté. Ces cas, empreints de mystère et d'incertitude, nécessitent une attention méticuleuse et une expertise poussée. Pour l'infirmier légiste, ces disparitions représentent des défis particuliers, car elles peuvent impliquer l'analyse de restes humains découverts bien après la disparition initiale.

1. La découverte tardive de restes humains :
   - **Détérioration et décomposition** : Les corps retrouvés longtemps après une disparition peuvent être fortement décomposés ou squelettiques, rendant leur identification difficile.
   - **Impact des éléments naturels** : Des facteurs comme la température, l'humidité et la faune peuvent altérer la conservation des corps et influer sur les analyses.
2. Identification des restes :
   - **Recours à l'ADN** : Dans les cas où les restes sont fortement dégradés, l'ADN peut être le seul moyen d'identification fiable.
   - **Analyse dentaire et osseuse** : Ces méthodes peuvent aider à déterminer l'âge, le sexe, et d'autres caractéristiques de la personne disparue.
3. Collaboration avec d'autres experts :
   - **Anthropologues et odontologues légistes** : Ces spécialistes peuvent apporter une expertise précieuse dans l'analyse des restes humains.
   - **Professionnels des bases de données** : Les informations sur les disparus peuvent être croisées avec des bases de données nationales ou internationales pour faciliter les identifications.
4. Soutien aux familles :
   - **Communication délicate** : Informer une famille de la découverte potentielle d'un proche nécessite compassion et tact.
   - **Aide psychologique** : Les familles peuvent avoir besoin d'un soutien psychologique face à la confirmation de la mort d'un proche.
5. Enquêtes sur les circonstances de la disparition :
   - **Recherche d'indices sur la cause de la mort** : L'infirmier légiste doit analyser les restes à la

recherche de signes de traumatismes ou d'autres indices sur la cause de la mort.

- **Collaboration avec les enquêteurs** : Une communication fluide avec les enquêteurs est essentielle pour aider à résoudre le mystère de la disparition.

6. Formation et préparation spécifiques :

- **Mises à jour régulières** : L'évolution des techniques d'identification nécessite une formation continue pour les infirmiers légistes.
- **Gestion du stress** : Traiter des cas de disparitions non résolues peut être émotionnellement éprouvant, nécessitant des stratégies de gestion du stress.

7. Rôle dans la prévention et l'éducation :

- **Sensibilisation du public** : L'infirmier légiste peut contribuer à sensibiliser le public à l'importance de signaler rapidement les disparitions.
- **Formation des forces de l'ordre** : Éduquer les forces de l'ordre sur la manière d'aborder les premières heures critiques d'une disparition peut s'avérer crucial.

Les disparitions non résolues sont une épreuve pour tous ceux qui y sont confrontés. L'infirmier légiste joue un rôle central dans l'effort pour apporter des réponses aux familles en quête de vérité. Bien que chaque cas soit unique, l'expertise, la compassion et la détermination de ces professionnels demeurent constantes dans leur quête pour élucider les mystères les plus sombres.

Chapitre 10:
PROBLÉMATIQUES CULTURELLES ET SOCIÉTALES EN MÉDECINE LÉGALE

Respect des rites funéraires et croyances culturelles

L'infirmier légiste, tout en se consacrant à sa mission scientifique, doit également tenir compte des valeurs, croyances et traditions des familles en deuil. La reconnaissance et le respect des rites funéraires et des croyances culturelles sont essentiels pour garantir la dignité des défunts et assurer une collaboration harmonieuse avec les familles et les communautés.

1. Compréhension des diverses traditions funéraires :
   - **Variété des rites** : Les traditions funéraires varient considérablement selon les cultures, religions et régions du monde.
   - **Implications pour l'autopsie** : Certains rites nécessitent une inhumation rapide ou interdisent certaines interventions sur le corps.
2. Collaboration avec les familles :
   - **Communication respectueuse** : Établir un dialogue ouvert avec les familles permet de mieux comprendre leurs attentes et besoins spécifiques.
   - **Participation aux rites** : Dans certains contextes, la présence de professionnels médicaux peut être requise ou appréciée lors des cérémonies.
3. Adaptation des protocoles :
   - **Respect des délais** : Certaines cultures exigent une inhumation dans les heures qui suivent le décès.
   - **Manipulation du corps** : L'approche doit être respectueuse des croyances, par exemple en évitant

certaines incisions ou en utilisant des draps spécifiques.

4. Formation culturelle pour le personnel médico-légal :
   - **Sensibilisation aux diverses croyances** : Une formation continue permet aux infirmiers légistes de rester informés et respectueux des différentes traditions.
   - **Scénarios pratiques** : Des mises en situation peuvent aider le personnel à naviguer dans des situations culturellement délicates.

5. Collaboration avec les leaders communautaires :
   - **Médiation** : Les chefs religieux ou communautaires peuvent jouer un rôle de médiateur entre le personnel médico-légal et les familles.
   - **Éducation** : Ces leaders peuvent également aider à éduquer la communauté sur l'importance de la médecine légale, tout en assurant que les rites soient respectés.

6. Respect de la diversité au sein de l'équipe médico-légale :
   - **Équipes multiculturelles** : Avoir une équipe diversifiée peut enrichir la compréhension et le respect des différentes croyances.
   - **Partage d'expériences** : Les membres de l'équipe peuvent partager leurs connaissances et perspectives sur les diverses traditions funéraires.

7. Reconnaissance des tensions potentielles :
   - **Conflits entre protocoles médicaux et croyances** : Dans certains cas, les exigences médico-légales peuvent entrer en conflit avec les traditions funéraires. Naviguer dans ces situations nécessite diplomatie et créativité.
   - **Soutien émotionnel** : Fournir un soutien émotionnel aux familles en deuil est essentiel, surtout lorsque des tensions culturelles émergent.

Le respect des rites funéraires et des croyances culturelles n'est pas qu'une simple courtoisie ; c'est un impératif éthique pour l'infirmier légiste. En tenant compte des traditions et en collaborant étroitement avec les familles et les communautés, ces professionnels peuvent garantir la dignité des défunts et faciliter le processus de deuil, tout en accomplissant leur mission cruciale au sein de la médecine légale.

Différences légales et procédurales entre les pays

La médecine légale, bien qu'elle s'appuie sur des principes scientifiques universels, est profondément influencée par les contextes légaux, culturels et sociaux de chaque pays. Pour l'infirmier légiste, comprendre ces différences est essentiel, que ce soit pour travailler à l'étranger, collaborer avec des collègues internationaux ou simplement pour se tenir informé des meilleures pratiques mondiales.

1. Systèmes judiciaires :
   - **Common Law vs. Droit civil** : La distinction entre ces deux grands systèmes juridiques influence la manière dont la médecine légale est pratiquée, notamment en matière de preuve et de témoignage.
   - **Rôles des experts** : Dans certains pays, l'infirmier légiste peut être appelé à témoigner en tant qu'expert devant un tribunal, tandis que dans d'autres, ce rôle est dévolu exclusivement au médecin légiste.
2. Procédures d'autopsie :
   - **Indications pour l'autopsie** : Certains pays peuvent exiger des autopsies dans des circonstances spécifiques, telles que les décès soudains ou inexpliqués, tandis que d'autres laissent plus de latitude aux médecins.

- **Consentement familial** : La nécessité d'obtenir le consentement des proches varie selon les juridictions, influencée par des considérations culturelles et religieuses.
3. Respect des droits de l'homme :
   - **Traitement des détenus** : La manière dont les détenus décédés sont traités médico-légalement peut varier, surtout dans les pays où les droits de l'homme sont moins respectés.
   - **Identification des victimes de conflits** : Certains pays ont mis en place des procédures spéciales pour identifier les victimes de guerres ou de génocides.
4. Formation et qualifications :
   - **Exigences académiques** : Les qualifications nécessaires pour devenir infirmier légiste peuvent varier considérablement d'un pays à l'autre.
   - **Accréditations professionnelles** : Certains pays possèdent des organisations professionnelles qui accréditent ou certifient les infirmiers légistes, tandis que d'autres s'en remettent aux institutions académiques.
5. Collaboration internationale :
   - **Organismes transfrontaliers** : Des organisations comme INTERPOL facilitent la collaboration en matière de médecine légale, notamment pour les affaires de disparitions ou de crimes transfrontaliers.
   - **Échanges professionnels** : Des programmes d'échange permettent aux infirmiers légistes de travailler à l'étranger et d'acquérir une expérience internationale.
6. Évolutions technologiques et acceptation :
   - **Adoption de nouvelles technologies** : Alors que certains pays sont à la pointe de l'adoption de nouvelles technologies, d'autres peuvent avoir des résistances, que ce soit pour des raisons financières, culturelles ou légales.

- **Législation sur la protection des données** : Les réglementations varient considérablement d'un pays à l'autre, impactant la manière dont les données génétiques ou biométriques peuvent être utilisées et stockées.

7. Ethique et conduite professionnelle :
- **Codes de déontologie** : Bien que de nombreux principes éthiques soient universels, certains aspects de la déontologie médico-légale peuvent varier selon les juridictions et les cultures.
- **Gestion des conflits d'intérêts** : La manière dont les conflits d'intérêts sont identifiés et gérés peut varier selon les pays et leurs traditions juridiques.

En fin de compte, bien que la science sous-jacente à la médecine légale soit universelle, la manière dont elle est appliquée et interprétée est profondément influencée par le contexte local. Pour l'infirmier légiste moderne, naviguer dans ce paysage international exige à la fois une solide formation scientifique et une compréhension nuancée des diverses cultures et systèmes juridiques avec lesquels il peut être amené à interagir.

Les défis posés par la mondialisation et la mobilité

À mesure que les frontières s'estompent et que les populations se déplacent, la médecine légale doit s'adapter à un paysage en constante évolution. Les défis posés par la mondialisation et la mobilité touchent de nombreux aspects de cette discipline, des méthodes d'identification aux questions éthiques et juridiques.

1. Identification des personnes :
- **Multiplicité des origines** : Avec la mobilité accrue des individus, l'infirmier légiste est de plus en plus

confronté à des victimes de diverses origines ethniques et nationales.
- **Bases de données internationales** : La nécessité de collaborer avec des bases de données étrangères pour l'identification, notamment ADN, empreintes digitales, et dentaires, s'accroît.

2. Défis juridiques :
- **Juridictions multiples** : Les décès survenant à l'étranger ou impliquant des citoyens étrangers peuvent poser des défis quant à la juridiction et aux lois applicables.
- **Extradition et transfert de preuves** : La transmission de preuves médico-légales entre pays peut être complexe, nécessitant une coordination judiciaire et diplomatique.

3. Formation et standards :
- **Harmonisation des pratiques** : La mondialisation appelle à une uniformisation des pratiques et standards en médecine légale pour garantir une qualité et une éthique uniformes.
- **Programmes de formation internationale** : Les infirmiers légistes peuvent bénéficier de programmes de formation à l'étranger, tout en faisant face à des défis d'adaptation.

4. Questions éthiques et culturelles :
- **Respect des croyances et traditions** : Les infirmiers légistes doivent être sensibilisés à une variété croissante de rites funéraires et de croyances religieuses.
- **Droits de l'homme à l'échelle mondiale** : Les enjeux relatifs aux droits de l'homme, notamment dans les zones de conflit ou de crises humanitaires, exigent une attention particulière.

5. Maladies et épidémies :
- **Émergence de nouvelles pathologies** : La mobilité des populations peut introduire de nouvelles maladies

ou pathologies, modifiant le paysage des causes potentielles de décès.
- **Surveillance épidémiologique** : L'identification des causes de décès lors des épidémies nécessite une collaboration internationale et des protocoles spécifiques.

6. Flux migratoires :
- **Identification des migrants décédés** : Les tragédies impliquant des migrants, comme les noyades en mer, présentent des défis uniques d'identification et de coordination internationale.
- **Collaboration avec les organisations humanitaires** : Les organismes tels que la Croix-Rouge jouent un rôle essentiel dans la gestion des décès lors des crises migratoires.

7. Gestion des catastrophes internationales :
- **Interventions en zones sinistrées** : Les infirmiers légistes peuvent être appelés à travailler dans des zones touchées par des catastrophes naturelles ou des conflits, nécessitant une logistique et une préparation spécifiques.
- **Collaboration multinationale** : Ces interventions impliquent souvent une collaboration entre experts de différents pays, requérant une coordination et une communication efficaces.

La mondialisation et la mobilité croissante des populations offrent à la fois des opportunités et des défis pour la médecine légale. Alors que les techniques et technologies progressent, l'infirmier légiste doit également évoluer pour répondre aux besoins changeants d'un monde en mouvement, tout en respectant les principes éthiques et professionnels qui sont le fondement de sa discipline.

Chapitre 11:
LA COMMUNICATION
EN MÉDECINE LÉGALE

Présentation des résultats d'autopsie aux familles

Aborder le sujet de l'autopsie avec une famille endeuillée est une tâche délicate qui requiert une grande sensibilité, une communication claire et un profond respect pour les proches du défunt. L'infirmier légiste, souvent en première ligne dans ces échanges, joue un rôle central dans la transmission des informations, l'apaisement des inquiétudes et le soutien émotionnel.

1. La préparation à la rencontre :
   * **Informations complètes** : Avant de rencontrer la famille, l'infirmier légiste doit être bien informé des détails de l'autopsie, des résultats préliminaires et des éventuelles procédures à suivre.
   * **Choix du cadre** : La rencontre devrait idéalement avoir lieu dans un espace calme, privé et propice à la discussion.
2. L'approche empathique :
   * **Écoute active** : Il est essentiel d'écouter les questions et les préoccupations des proches avant de fournir des informations. Cela permet d'adapter la discussion en fonction de leurs besoins et de leurs connaissances.
   * **Reconnaissance du deuil** : Accorder de l'importance aux émotions des familles, en reconnaissant leur douleur et en offrant du soutien.

3. La communication claire et transparente :
- **Langage adapté** : Bien que le jargon médical puisse être nécessaire, il est crucial de s'exprimer en termes simples et compréhensibles pour la famille.
- **Honnêteté** : Si certaines questions restent sans réponse ou si des analyses sont encore en cours, il est impératif de le signaler.

4. Anticipation des questions fréquentes :
- **Raisons de l'autopsie** : Les familles peuvent se demander pourquoi une autopsie était nécessaire, surtout si le décès semblait naturel.
- **Procédures d'autopsie** : Expliquer brièvement comment se déroule une autopsie, tout en évitant des détails trop graphiques qui pourraient être bouleversants.

5. Le soutien émotionnel :
- **Offrir du réconfort** : Simple présence, écoute ou mots de consolation, tout acte de réconfort peut être précieux.
- **Orientation vers des professionnels** : S'il devient évident que la famille a besoin d'un soutien supplémentaire, l'infirmier légiste peut les orienter vers des psychologues ou d'autres professionnels.

6. La confidentialité :
- **Respect des données personnelles** : Toutes les informations partagées doivent rester confidentielles, conformément aux lois sur la protection des données.
- **Discussion avec les bons interlocuteurs** : Assurez-vous de ne partager les résultats qu'avec les membres de la famille directe ou les personnes autorisées.

7. Les étapes suivantes :
- **Procédures judiciaires** : Si le décès fait l'objet d'une enquête, informer la famille de ce processus et de ce qu'elle peut attendre.

- **Suivi** : Proposer un rendez-vous ultérieur pour discuter des résultats finaux ou pour répondre à d'éventuelles questions supplémentaires.

La présentation des résultats d'autopsie est une interaction délicate, mais essentielle. Elle offre une opportunité de fournir des réponses, de clarifier des malentendus et, surtout, d'offrir une certaine paix à des familles en deuil. En abordant cette tâche avec empathie, professionnalisme et respect, l'infirmier légiste peut apporter un soutien inestimable à ceux qui en ont le plus besoin.

Communication des éléments médico-légaux aux autorités judiciaires

La communication des éléments médico-légaux aux autorités judiciaires est un volet essentiel de la médecine légale. Ces informations, lorsqu'elles sont correctement transmises, peuvent éclairer les enquêtes, faciliter les poursuites ou, à l'inverse, disculper des innocents. Cependant, cette communication doit allier la précision médicale à la pertinence judiciaire.

1. Préparation des rapports médico-légaux :
- **Clarté et précision** : Les rapports doivent être rédigés de manière concise, en évitant le jargon médical superflu, tout en étant suffisamment détaillés pour être compris par les non-spécialistes.
- **Objectivité** : Les conclusions doivent se baser uniquement sur les données recueillies, sans interprétation subjective.
2. Collaboration avec les enquêteurs :
- **Échanges réguliers** : Maintenir une communication fluide avec les enquêteurs pour fournir des mises à jour ou répondre à leurs questions.
- **Briefings spécifiques** : Dans certains cas, des sessions d'information spécifiques peuvent être

organisées pour discuter des éléments clés ou complexes d'une affaire.

3. Présentation devant les tribunaux :

- **Témoignage expert** : L'infirmier légiste, en tant qu'expert, peut être appelé à témoigner devant un tribunal pour expliquer ses découvertes et méthodologies.
- **Préparation à la contre-interrogation** : Se préparer aux questions des avocats de la défense qui chercheront à contester ou à clarifier certaines conclusions.

4. Conservation des preuves :

- **Intégrité des échantillons** : Veiller à ce que tous les échantillons et preuves soient correctement stockés, catalogués et préservés pour d'éventuelles analyses futures.
- **Chaîne de garde** : Assurer une documentation minutieuse de chaque étape de la collecte, du stockage et du transfert d'échantillons pour garantir leur validité juridique.

5. Formation continue :

- **Mise à jour des connaissances légales** : Il est crucial de se tenir informé des évolutions législatives et réglementaires qui pourraient affecter la manière dont les éléments médico-légaux sont recueillis, conservés et présentés.
- **Ateliers interdisciplinaires** : Participer à des sessions de formation avec des juristes pour mieux comprendre les attentes et besoins du système judiciaire.

6. Ethique et déontologie :

- **Confidentialité** : Ne divulguer des informations qu'aux parties autorisées, tout en respectant la confidentialité des victimes et des familles.
- **Intégrité professionnelle** : Éviter tout conflit d'intérêt et s'assurer que le travail médico-légal est toujours effectué de manière impartiale.

La communication entre les professionnels médico-légaux et les autorités judiciaires est une danse délicate qui nécessite à la fois une solide expertise médicale et une sensibilité aux nuances du système juridique. En mettant l'accent sur la clarté, l'objectivité, l'éthique et la collaboration, l'infirmier légiste peut assurer que les éléments médico-légaux jouent leur rôle essentiel dans l'administration de la justice.

La rédaction de rapports et de documents officiels

La rédaction de rapports médico-légaux est un exercice complexe et crucial. Ces documents, qui retranscrivent les observations et conclusions de l'infirmier légiste, sont souvent des éléments centraux dans les procédures judiciaires. Rédiger avec rigueur, précision et objectivité est donc essentiel.

1. Comprendre l'importance du rapport :
   - **Document central** : Un rapport médico-légal bien rédigé peut influencer le cours d'une enquête ou d'un procès.
   - **Responsabilité juridique** : Les déclarations erronées, qu'elles soient intentionnelles ou non, peuvent avoir des conséquences juridiques graves.
2. Structure du rapport :
   - **En-tête** : Information sur l'infirmier légiste, le médecin légiste en charge, la date et l'heure de l'examen, et les détails identifiant le défunt ou la victime.
   - **Corps du rapport** : Descriptions détaillées des observations, méthodologies utilisées, et conclusions.
   - **Résumé** : Synthèse des principaux éléments et conclusions du rapport.

3. Clarté et précision :
- **Langage clair** : Bien que le rapport soit un document médical, il sera lu par des non-experts. L'utilisation de termes clairs et la minimisation du jargon sont donc essentielles.
- **Détails** : Assurer la précision des descriptions, comme les mesures, les couleurs et les positions.

4. Objectivité et impartialité :
- **Base factuelle** : Ne retranscrire que ce qui a été directement observé ou déduit à partir d'observations.
- **Éviter les spéculations** : Ne pas inclure de conjectures ou d'opinions personnelles.

5. Confidentialité :
- **Informations sensibles** : Les détails personnels, tels que les noms ou adresses, devraient être traités avec une extrême prudence et ne devraient être inclus que si nécessaire.
- **Stockage sécurisé** : Les rapports doivent être conservés en lieu sûr pour garantir la confidentialité des données.

6. Révisions et mises à jour :
- **Relecture** : Une relecture minutieuse est nécessaire pour s'assurer de la précision et de la cohérence du rapport.
- **Mises à jour** : Si de nouvelles informations ou analyses deviennent disponibles, le rapport doit être mis à jour en conséquence, avec une documentation claire des modifications.

7. Transmission du rapport :
- **Chaîne de garde** : Assurer un suivi précis de la transmission du rapport pour maintenir son intégrité.
- **Copies sécurisées** : Si des copies sont nécessaires, elles doivent être correctement identifiées et stockées.

8. Formation continue :

- **Ateliers de rédaction** : Les sessions de formation spécifiques peuvent aider à affiner les compétences rédactionnelles.
- **Retours d'expérience** : Apprendre des cas antérieurs et des retours de collègues pour améliorer la qualité des rapports futurs.

La rédaction de rapports et documents officiels en médecine légale est une tâche qui exige une grande responsabilité, une rigueur impeccable et une attention aux détails. Un rapport bien rédigé non seulement témoigne du professionnalisme de l'infirmier légiste, mais joue aussi un rôle déterminant dans la quête de vérité dans le système judiciaire.

Chapitre 12:
PRÉVENTION ET SENSIBILISATION

Rôle de l'infirmier dans la prévention des traumatismes et décès évitables

La médecine légale, en dépit de son orientation souvent post-mortem, a un rôle crucial à jouer dans la prévention. Les infirmiers légistes, à travers leurs observations et leur expertise, peuvent être des agents de changement pour prévenir des traumatismes et décès qui pourraient être évités. C'est un rôle proactif, impliquant à la fois des actions cliniques et communautaires.

1. Analyse des tendances :
   - **Surveillance des motifs** : Par la constante observation des causes de décès et de traumatismes, les infirmiers peuvent identifier des tendances ou des motifs récurrents.
   - **Création de bases de données** : Rassembler des informations pour faciliter une analyse plus large des causes et circonstances entourant des incidents.
2. Sensibilisation et éducation :
   - **Ateliers de prévention** : Organiser ou participer à des sessions d'information visant à éduquer le public sur des risques identifiés.
   - **Collaboration avec les écoles** : Intervenir dans les établissements scolaires pour sensibiliser les jeunes aux dangers potentiels et aux moyens de les éviter.
3. Collaboration interdisciplinaire :
   - **Partenariats avec les forces de l'ordre** : Travailler avec la police pour mettre en œuvre des mesures préventives, comme des contrôles de vitesse ou des campagnes anti-alcool.

- **Engagement avec les services sociaux** : Collaborer pour prévenir des situations à risque, comme la maltraitance ou les abus.

4. Participation à la conception de politiques :

- **Conseils aux décideurs** : En tant qu'experts de terrain, les infirmiers légistes peuvent fournir des informations précieuses pour élaborer des politiques de santé publique et de sécurité.
- **Plaidoyer** : Militer pour des lois ou règlements visant à réduire des risques spécifiques identifiés, comme l'amélioration de la sécurité routière.

5. Formation continue et recherche :

- **Études épidémiologiques** : S'engager dans ou soutenir des recherches pour comprendre les causes profondes des traumatismes et des décès évitables.
- **Développement professionnel** : Se tenir informé des meilleures pratiques et des nouvelles méthodologies de prévention.

6. Intervention en cas de crise :

- **Premiers soins psychologiques** : Offrir un soutien immédiat aux personnes traumatisées ou en situation de crise pour prévenir d'autres dommages ou complications.
- **Orientation** : Diriger les personnes vers des services appropriés, qu'il s'agisse de conseillers, de centres de réhabilitation ou d'autres professionnels de la santé.

7. Prévention dans des contextes spécifiques :

- **Environnements à haut risque** : Travailler dans des zones particulièrement vulnérables, comme les quartiers avec des taux élevés de criminalité ou des zones de conflit, pour mettre en place des mesures préventives adaptées.
- **Situations de crise** : Intervenir rapidement lors d'événements majeurs, comme des catastrophes naturelles ou des actes terroristes, pour minimiser les traumatismes et les pertes.

Le rôle de l'infirmier légiste dans la prévention des traumatismes et des décès évitables est multidimensionnel. En combinant expertise clinique, sensibilisation communautaire et action politique, ces professionnels peuvent contribuer de manière significative à la sécurité et au bien-être des individus et des communautés.

Éducation et sensibilisation du public aux questions de médecine légale

La médecine légale, souvent entourée de mystère et de malentendus en raison de sa représentation dans les médias, nécessite une éducation appropriée pour le grand public. Cette sensibilisation peut non seulement informer, mais aussi encourager une collaboration plus étroite entre les professionnels de la médecine légale et la communauté.

1. Démystification de la médecine légale :
   - **Différence entre fiction et réalité** : Clarifier les mythes véhiculés par les séries télévisées et les films par rapport à la réalité du travail médico-légal.
   - **Présentation des différents rôles** : Expliquer les rôles spécifiques des médecins légistes, infirmiers légistes, techniciens, et autres professionnels.
2. Séminaires et ateliers :
   - **Sessions interactives** : Organiser des ateliers pour les écoles, universités, et le grand public sur des sujets tels que l'importance des autopsies, la collecte de preuves, et la chaîne de conservation.
   - **Journées portes ouvertes** : Inviter le public à visiter les installations médico-légales pour offrir une perspective pratique.

3. Collaboration avec les médias :

- **Articles et interviews** : Collaborer avec les journalistes pour publier des articles éducatifs ou pour donner des interviews clarifiant certains aspects de la médecine légale.
- **Documentaires** : Soutenir la production de documentaires éducatifs sur le sujet, offrant un aperçu approfondi de la discipline.

4. Ressources en ligne :

- **Sites web dédiés** : Créer et maintenir des sites web contenant des informations fiables, des études de cas, et d'autres ressources pertinentes.
- **Webinaires et cours en ligne** : Proposer des sessions éducatives virtuelles pour atteindre un public plus large.

5. Sensibilisation ciblée :

- **Groupes à risque** : Travailler spécifiquement avec des communautés ou groupes susceptibles d'être particulièrement touchés par certaines affaires médico-légales, comme les victimes de violences.
- **Partenariats communautaires** : Collaborer avec des organisations locales pour co-organiser des événements ou des sessions d'information.

6. Publications :

- **Brochures et dépliants** : Produire des matériaux imprimés facilement accessibles pour le public, expliquant divers aspects de la médecine légale.
- **Livres et articles** : Encourager la publication d'ouvrages destinés au grand public, qui détaillent les réalités du travail médico-légal.

7. Sensibilisation dans les situations d'urgence :

- **Réponses aux incidents majeurs** : Après des événements tels que des catastrophes naturelles, des attentats ou des accidents de masse, fournir des informations claires sur les procédures médico-légales en cours.

- **Support aux familles** : Assurer que les familles des victimes comprennent le processus médico-légal et leurs droits à l'information.

8. Intégration dans les programmes scolaires :
- **Cours de sciences** : Introduire les bases de la médecine légale dans les programmes scolaires, en particulier pendant les cours de biologie ou de chimie.
- **Conférences d'experts** : Inviter des professionnels à parler de leur expérience et de leur travail au sein d'institutions éducatives.

Éduquer et sensibiliser le public sur les questions de médecine légale est essentiel pour construire la confiance, démentir les mythes, et assurer une collaboration transparente avec la communauté. Cela permet également de souligner l'importance vitale de cette discipline, tant pour le système judiciaire que pour la santé et la sécurité publiques.

Collaboration avec des organisations de sensibilisation et d'éducation

Dans le vaste univers de la santé, la médecine légale occupe une niche particulière, entrelaçant étroitement science, justice et émotion. Le rôle des infirmiers légistes, ainsi que des autres professionnels du domaine, est mal compris par une grande partie du public. C'est là que la collaboration avec des organisations de sensibilisation et d'éducation devient cruciale.

1. Identifier les partenaires potentiels :
- **Organisations de santé** : Les institutions telles que l'Organisation mondiale de la santé (OMS) ou les ministères de la santé peuvent fournir une plateforme pour éduquer le public sur les enjeux médico-légaux.

- **ONG spécialisées** : De nombreuses ONG s'efforcent de promouvoir les droits de l'homme, la justice pour les victimes de violence, et la science médicale. Elles peuvent être des partenaires clés pour sensibiliser le public.

2. Campagnes de sensibilisation conjointes :
   - **Journées thématiques** : Organiser des événements, des ateliers et des séminaires conjoints lors de journées dédiées à la sensibilisation aux questions médico-légales.
   - **Matériel éducatif** : Co-créer des brochures, des vidéos, et des contenus web pour éduquer le public sur la médecine légale.

3. Éducation et formation :
   - **Formations conjointes** : Proposer des programmes de formation pour les professionnels et les étudiants, combinant expertise médicale, légale et sociale.
   - **Programmes scolaires** : Introduire la médecine légale dans les écoles en partenariat avec les ministères de l'éducation, en adaptant le contenu au niveau des étudiants.

4. Soutien aux victimes :
   - **Centres d'aide** : Collaborer avec des organisations axées sur le soutien aux victimes pour fournir des informations claires sur les procédures médico-légales et la manière dont elles peuvent aider à obtenir justice.
   - **Témoignages** : Encourager les infirmiers légistes et autres professionnels à partager leurs expériences lors d'événements organisés par des organisations de soutien aux victimes.

5. Recherche et publications :
   - **Études conjointes** : Travailler avec des institutions académiques et de recherche pour conduire des études sur l'efficacité des méthodes médico-légales, les besoins des victimes, etc.

- **Publications** : Co-éditer des articles, des rapports et des livres qui éclairent la collaboration entre la médecine légale et d'autres disciplines.

6. Projets internationaux :
   - **Programmes d'échange** : Créer des opportunités pour les infirmiers légistes et autres professionnels de partager leurs compétences et connaissances à l'étranger.
   - **Ateliers et conférences internationaux** : Organiser des événements conjoints pour discuter des meilleures pratiques et des défis de la médecine légale à l'échelle mondiale.

7. Sensibilisation en ligne :
   - **Webinaires et podcasts** : Organiser des sessions virtuelles pour éduquer le public, en utilisant l'expertise combinée de professionnels médico-légaux et d'organisations partenaires.
   - **Réseaux sociaux** : Utiliser des plateformes comme Twitter, Instagram, et Facebook pour partager des informations et sensibiliser le public aux questions médico-légales.

La médecine légale, dans sa quête de vérité et de justice, bénéficie grandement de la collaboration avec des organisations externes. En s'associant à des entités dédiées à l'éducation et à la sensibilisation, elle renforce non seulement sa visibilité, mais aussi la confiance et la compréhension du public à son égard. Cette collaboration est donc essentielle pour établir des liens solides entre la science, la justice et la communauté.

Chapitre 13:
LA RECHERCHE EN MÉDECINE LÉGALE

Importance de la recherche
pour l'avancement de la médecine légale

La médecine légale est un domaine à la confluence de la médecine, de la justice et des sciences forensiques. En tant que discipline évolutive, elle dépend largement de la recherche pour perfectionner ses méthodes, affiner ses techniques et améliorer ses protocoles. La recherche en médecine légale s'avère donc essentielle pour garantir l'exactitude, la fiabilité et la pertinence de ses interventions. Découvrons ensemble comment la recherche façonne ce domaine et pourquoi elle est d'une importance cruciale.

1. Affinement des techniques d'autopsie :
La recherche permet d'améliorer les techniques d'autopsie, en rendant ces procédures moins invasives tout en conservant, voire en augmentant, leur précision. Cela aide à extraire des informations essentielles du défunt avec un niveau de perturbation minimal.

2. Avancées en toxicologie :
La toxicologie évolue continuellement avec l'apparition de nouvelles substances, drogues et poisons. La recherche permet d'identifier ces substances, d'élaborer des tests de détection plus précis et de comprendre leurs effets sur l'organisme.

3. Progrès en génétique :
La recherche en génétique a révolutionné la médecine légale, avec le séquençage ADN permettant des identifications précises. L'évolution de cette technologie, y compris l'utilisation de l'ADN environnemental ou de

l'analyse génomique avancée, offre des outils encore plus sophistiqués pour les enquêtes.

4. Optimisation de la conservation des preuves :
La manière dont les preuves sont collectées, traitées et stockées est primordiale. La recherche vise à garantir que les échantillons ne soient pas contaminés, dégradés ou autrement compromis.

5. Amélioration des méthodes d'identification :
Qu'il s'agisse de techniques d'imagerie avancées, de la reconnaissance faciale ou de l'anthropologie médico-légale, la recherche contribue à l'élaboration de méthodes toujours plus pointues pour identifier les victimes, surtout lorsque les moyens traditionnels s'avèrent inefficaces.

6. Compréhension des phénomènes de décomposition :
En étudiant les différentes étapes de décomposition dans diverses conditions environnementales, les chercheurs peuvent estimer avec une plus grande précision la date et les circonstances de la mort.

7. Évaluation des traumas :
La recherche aide à mieux comprendre les blessures et leurs causes, qu'elles résultent d'accidents, de violences ou d'autres événements. Cela est crucial pour déterminer les **circonstances exactes d'un décès ou d'une agression.**

8. Collaboration interdisciplinaire :
La recherche en médecine légale s'enrichit souvent grâce à la collaboration avec d'autres disciplines telles que la psychologie, l'anthropologie, la biologie et la chimie. Cet échange pluridisciplinaire favorise une vision holistique des cas médico-légaux.

9. Sensibilisation et formation :
La recherche médico-légale joue également un rôle éducatif, permettant aux professionnels de se tenir au courant des dernières avancées, tout en formant la prochaine génération d'infirmiers, médecins légistes et autres experts.

10. Répondre aux défis sociaux contemporains :
Face à des crises comme les pandémies, les catastrophes naturelles ou les conflits armés, la recherche permet d'adapter les méthodes médico-légales aux contextes spécifiques, garantissant ainsi des interventions pertinentes et efficaces.

La médecine légale n'est pas simplement un outil de la justice ; elle est aussi une science vivante, en constante évolution. Sans recherche, elle serait statique, incapable de répondre aux défis sans cesse changeants de notre société. C'est grâce à l'incessant travail des chercheurs que ce domaine continue d'éclairer le chemin de la vérité, offrant clarté et résolution à ceux qui en ont désespérément besoin.

Implication de l'infirmier dans des projets de recherche

L'infirmier est souvent considéré comme un acteur essentiel des soins aux patients, mais son rôle dans la recherche, bien que parfois sous-estimé, est tout aussi crucial. En médecine légale, la recherche ne se limite pas à une activité académique distante ; elle est profondément ancrée dans la réalité quotidienne des enquêtes et des interventions. L'infirmier, en tant que témoin privilégié de cette réalité, est idéalement placé pour contribuer à la progression du savoir. Examinons comment et pourquoi l'infirmier se trouve impliqué dans des projets de recherche médico-légale.

1. La clinique comme source d'observation :
Grâce à son contact direct avec les cas médico-légaux, l'infirmier est souvent le premier à identifier des anomalies, des tendances ou des besoins non satisfaits. Ces

observations peuvent initier de nouvelles questions de recherche.

2. Participation à la collecte de données :

Qu'il s'agisse de prélèvements biologiques, de mesures physiologiques ou d'entrevues avec les familles, l'infirmier est souvent en première ligne pour recueillir des données précises et fiables.

3. Rôle de liaison :

L'infirmier joue souvent le rôle de pont entre les chercheurs et la réalité clinique. Il peut faciliter la mise en œuvre des protocoles de recherche, assurer le respect des directives éthiques et garantir la pertinence des études pour la pratique clinique.

4. Application des découvertes :

Une fois les résultats de recherche disponibles, l'infirmier est essentiel pour mettre en œuvre les nouvelles connaissances, en adaptant les procédures, en améliorant les protocoles ou en introduisant de nouvelles technologies.

5. Éducation et sensibilisation :

L'infirmier, grâce à sa position centrale, peut contribuer à la formation continue de ses collègues, en partageant les avancées de la recherche et en veillant à leur intégration dans la pratique quotidienne.

6. Collaboration interdisciplinaire :

L'infirmier peut travailler en étroite collaboration avec des chercheurs d'autres disciplines, apportant sa perspective unique et garantissant que la recherche est à la fois **complète et applicable.**

7. Élaboration et évaluation de protocoles :

En tant que professionnel médical, l'infirmier a le savoir-faire nécessaire pour participer activement à l'élaboration de nouveaux protocoles de recherche et évaluer leur efficacité.

8. Conduite de projets autonomes :
Avec une formation et une expérience adéquates, l'infirmier peut diriger ses propres projets de recherche, de la conception à la publication.

9. Publication et diffusion :
L'infirmier, impliqué dans des projets de recherche, peut également contribuer à la rédaction d'articles scientifiques, à la présentation de découvertes lors de conférences et à la diffusion des connaissances au sein de la communauté médico-légale.

10. Plaidoyer pour la recherche :
En se basant sur son expérience clinique, l'infirmier peut plaider en faveur d'une recherche plus pertinente, en identifiant les besoins et en mobilisant les ressources nécessaires.

L'implication de l'infirmier dans des projets de recherche en médecine légale renforce la discipline elle-même. En alliant expertise clinique, sensibilité humaine et rigueur scientifique, l'infirmier contribue à faire avancer le domaine vers des horizons toujours plus prometteurs.

Innovations récentes et leurs implications pour la pratique

L'avancement constant de la technologie et des méthodologies de recherche façonne le paysage de la médecine légale. Ces innovations, bien que passionnantes, imposent aux professionnels du domaine, dont les infirmiers légistes, de s'adapter continuellement pour maintenir la pertinence et l'efficacité de leurs interventions. Dans ce chapitre, nous explorons les innovations majeures qui ont récemment marqué la médecine légale et leurs implications pour la pratique quotidienne.

1. La génomique avancée et le séquençage de nouvelle génération :
Ces techniques ont révolutionné la manière dont les échantillons biologiques sont analysés. Elles offrent une précision sans précédent dans l'identification des individus et la détermination des liens génétiques.
Implication : Une meilleure identification des victimes, des suspects ou des membres de la famille. Cela exige une formation approfondie pour garantir l'intégrité et la validité des prélèvements et des analyses.

2. Imagerie post-mortem non invasive :
Les techniques comme l'IRM post-mortem ou la tomodensitométrie offrent une vue détaillée de l'intérieur du corps sans nécessiter d'autopsie invasive.
Implication : Réduction du besoin d'autopsies invasives dans certaines situations, nécessitant une formation spécifique pour interpréter correctement les images et les intégrer dans le processus médico-légal.

3. Analyse toxicologique améliorée :
La capacité de détecter des substances à des concentrations extrêmement faibles, y compris des drogues nouvelles et non identifiées, est devenue une réalité.
Implication : Identification plus précise des causes de décès liées à la toxicité. Cela demande une mise à jour continue des compétences pour suivre l'évolution des substances en circulation.

4. Réalité virtuelle et reconstruction 3D :
Ces outils permettent de recréer des scènes de crime ou des événements basés sur les preuves disponibles.
Implication : Une meilleure compréhension des événements qui ont conduit à un décès. Nécessite une familiarisation avec les logiciels et la technologie.

5. Bases de données et intelligence artificielle :
Des algorithmes avancés peuvent maintenant aider à identifier des tendances, des correspondances ou des anomalies dans d'énormes ensembles de données.

Implication : Les infirmiers peuvent s'appuyer sur ces outils pour améliorer leur efficacité, mais cela nécessite une compréhension des bases de l'intelligence artificielle et des statistiques.

6. Technologies portables pour la collecte de données sur les scènes :

Des appareils comme les drones ou les scanners portables permettent de collecter des données sur place.

Implication : Une plus grande autonomie dans la collecte de données, mais une formation est nécessaire pour garantir l'utilisation appropriée de ces technologies.

Les innovations en médecine légale sont passionnantes, mais elles apportent leur lot de défis. Pour les infirmiers, cela signifie une formation continue, une adaptabilité et une volonté d'embrasser le changement pour le bien de la science et de la justice. Ces outils, lorsqu'ils sont correctement utilisés, ont le potentiel d'améliorer considérablement la précision, l'efficacité et l'impact de la médecine légale dans la société.

Chapitre 14:
LA TECHNOLOGIE
ET LA MÉDECINE LÉGALE

L'impact des nouvelles technologies sur la médecine légale

À l'intersection des avancées technologiques et de la quête incessante de vérité en matière de justice, la médecine légale connaît une révolution. Ces innovations technologiques, bouleversant la pratique traditionnelle, ont apporté une plus grande précision, une rapidité inégalée et des possibilités autrefois considérées comme de la science-fiction. Plongeons-nous dans l'exploration de ces technologies et de leur impact profond sur le domaine de la médecine légale.

1. L'ère du numérique : Forensique numérique
Avec l'émergence du monde numérique, les crimes ont également pris une forme numérique. L'extraction de données d'appareils électroniques, le suivi des empreintes numériques et la détection des cybercrimes sont devenus essentiels.
Impact : Cela a élargi le champ d'action de la médecine légale, faisant d'elle un élément crucial dans les enquêtes sur les cybercrimes et la détection de preuves numériques.

2. La génomique et la bio-informatique
Les avancées en matière de séquençage de l'ADN ont permis d'analyser des échantillons de plus en plus minuscules, avec une précision inégalée.
Impact : Les affaires non résolues d'il y a des décennies trouvent maintenant des réponses, et l'identification des victimes dans des catastrophes de masse est accélérée.

3. L'imagerie post-mortem 3D

L'utilisation d'images tridimensionnelles pour étudier les cadavres, sans avoir à effectuer de coupes invasives, transforme les autopsies.

Impact : Des études plus précises des traumas, moins d'intrusions dans le corps et une meilleure acceptation par certaines communautés religieuses ou culturelles.

4. L'intelligence artificielle et le Machine Learning

Ces technologies peuvent analyser d'énormes bases de données pour déceler des modèles ou des correspondances qui échapperaient à l'œil humain.

Impact : Accélération des processus d'identification, reconnaissance faciale améliorée, et prévision des tendances criminelles.

5. Drones et robots sur les scènes de crime

Ces appareils peuvent accéder à des zones difficiles d'accès, capturer des images aériennes ou même détecter des substances chimiques.

Impact : Sécurité accrue pour les enquêteurs, couverture plus large des scènes de crime et collecte de preuves plus efficace.

6. Réalité augmentée et réalité virtuelle

Reconstitution de scènes de crime, immersion dans des environnements de formation ou visualisation d'événements basés sur des preuves réelles.

Impact : Compréhension approfondie des événements, formation améliorée des professionnels et meilleure présentation des preuves au tribunal.

La technologie redéfinit la médecine légale, lui offrant des outils plus précis, rapides et vastes. Cependant, avec ces avancées vient la nécessité d'une formation continue, d'une mise à jour des protocoles et d'une réflexion éthique. La médecine légale, tout en restant ancrée dans sa mission fondamentale de recherche de la vérité, évolue à une vitesse fulgurante, repoussant constamment les frontières de ce qui est possible.

Utilisation de la modélisation 3D, de la réalité virtuelle et de l'intelligence artificielle

Aujourd'hui, les professionnels de la médecine légale ont à leur disposition des outils technologiques de pointe qui semblent tout droit sortis d'un film de science-fiction. Ces technologies, allant de la modélisation 3D à l'intelligence artificielle, révolutionnent le secteur. Approfondissons l'impact de ces innovations sur le monde de la médecine légale.

1. Modélisation 3D :
Scannage et restitution fidèle du réel
- **Scènes de crime:** Grâce à la modélisation 3D, une scène de crime peut être numérisée et préservée indéfiniment. Les enquêteurs peuvent ainsi la revisiter à volonté, sans risque d'altérer les preuves.
- **Reconstitutions osseuses:** Pour les restes humains non identifiés, la modélisation 3D permet de reconstruire le visage d'une personne et d'aider à son identification, en particulier dans des cas vieux de plusieurs années.

2. Réalité virtuelle (RV) :
Immersion et expérience
- **Formation des professionnels:** La RV offre aux infirmiers légistes une formation immersive, les mettant en situation réelle, tout en étant dans un environnement contrôlé.
- **Visualisation des autopsies:** Au lieu d'effectuer une dissection réelle, certains cas permettent une "autopsie virtuelle", où le corps est étudié en détail via des images en réalité virtuelle.
- **Reconstitutions pour les tribunaux:** Les scènes de crime ou les incidents peuvent être reconstitués en

RV pour une présentation devant un tribunal, aidant ainsi les jurés à mieux comprendre les circonstances.

3. Intelligence artificielle (IA) et machine learning:

Analyse et prédiction

- **Analyse des patterns:** L'IA peut traiter une quantité massive de données, repérer des tendances et aider à déduire les causes probables d'un incident ou d'un décès.
- **Reconnaissance faciale:** Grâce au machine learning, les systèmes peuvent identifier rapidement un individu sur la base de milliers de références.
- **Prédiction des tendances criminelles:** Avec une analyse approfondie, l'IA peut également aider à prédire les zones à haut risque ou les tendances criminelles, aidant ainsi à la prévention.

La convergence de ces technologies en médecine légale offre des possibilités passionnantes et inégalées pour les professionnels du domaine. Toutefois, avec ces innovations vient la responsabilité éthique de leur utilisation appropriée. Ces outils, s'ils sont utilisés correctement, ont le potentiel d'amener la médecine légale à un niveau d'efficacité et de précision sans précédent, en bénéficiant à la fois aux professionnels et à la société dans son ensemble.

La télé-médecine légale : possibilités et défis

La télé-médecine, une révolution dans la prestation de soins de santé à distance grâce à la technologie, a trouvé sa place au sein de la médecine légale, donnant naissance à la télé-médecine légale. Cette fusion permet aux professionnels de la santé et de la justice d'interagir, d'échanger des informations et de fournir des services sans être physiquement présents au même endroit.

Cependant, comme pour toute innovation, elle apporte son lot de possibilités prometteuses mais aussi de défis à surmonter.

Possibilités :

1. Accessibilité améliorée: Pour les régions éloignées ou dépourvues d'experts en médecine légale, la télé-médecine légale peut combler le vide, permettant aux communautés d'accéder à des compétences et à des connaissances spécialisées.

2. Collaboration interdisciplinaire: Elle permet à différents experts (médecins légistes, infirmiers, enquêteurs, avocats) de collaborer en temps réel, indépendamment de leur localisation géographique.

3. Formation et éducation: Les professionnels peuvent participer à des formations, des séminaires ou des consultations à distance, améliorant ainsi leurs compétences sans avoir à se déplacer.

4. Efficacité accrue: Les rapports, analyses et consultations peuvent être transmis instantanément, accélérant les processus judiciaires et médicaux.

Défis :

1. Questions de confidentialité: La transmission de données sensibles sur des réseaux peut poser des problèmes de confidentialité et de sécurité. Assurer une transmission cryptée et sécurisée est essentiel.

2. Validité des preuves: La qualité des images ou des vidéos, ou la perception de l'authenticité de l'information à distance, pourrait être contestée devant les tribunaux.

3. Limites techniques: Une mauvaise qualité de connexion, des pannes de réseau ou des défaillances techniques peuvent entraver le processus.

4. Interactions humaines limitées: La télé-médecine légale ne peut pas toujours remplacer le contact humain direct, notamment pour des tâches nécessitant une évaluation physique ou un contact avec les proches d'une victime.

5. Cadre juridique et réglementaire: Dans de nombreux pays, la réglementation sur la télé-médecine est encore en développement, et la question de sa validité ou de sa reconnaissance dans le domaine légal reste un sujet de débat.

6. Coût initial: La mise en place d'infrastructures technologiques robustes et sécurisées pour la télé-médecine légale peut nécessiter des investissements importants.

La télé-médecine légale a le potentiel de transformer le paysage de la médecine légale, rendant les services plus accessibles et les processus plus efficaces. Cependant, l'adoption réussie de cette pratique nécessite une planification méticuleuse, des investissements dans la technologie et une prise de conscience des implications éthiques et juridiques. Seule une approche équilibrée, qui prend en compte à la fois les avantages et les défis, assurera son intégration fructueuse dans le monde de la médecine légale.

Chapitre 15:
ÉVOLUTIONS PROFESSIONNELLES ET FORMATIONS COMPLÉMENTAIRES

Les spécialisations possibles pour l'infirmier en médecine légale

La médecine légale est un vaste domaine offrant une multitude d'opportunités pour les infirmiers désireux d'approfondir leurs compétences et de se spécialiser. Ces spécialisations permettent aux infirmiers de jouer des rôles clés dans la collecte, l'analyse et la documentation des preuves médicales en liaison avec le système judiciaire. Voici quelques spécialisations possibles pour l'infirmier en médecine légale :

1. Infirmier légiste en sciences forensiques (ILSF) :
   • **Traumatologie :** Gestion des victimes de traumatismes violents, documentation de leurs blessures et collecte de preuves.
   • **Examiner des scènes de crime :** Aider à identifier, documenter et collecter des preuves médico-légales.
2. Infirmier examinateur des victimes d'agressions sexuelles (IVEAS) :
   • **Évaluation médicale :** Réaliser des examens médicaux sur les victimes d'agressions sexuelles.
   • **Collecte de preuves :** Assurer la collecte appropriée et sécurisée des preuves pour une utilisation ultérieure devant un tribunal.
3. Infirmier légiste en psychiatrie :
   • **Évaluation psychiatrique :** Collaborer avec des psychiatres légistes pour évaluer l'état mental des personnes impliquées dans des procédures judiciaires.

- **Conseil :** Fournir un soutien psychologique aux victimes ou aux suspects.

4. Infirmier légiste en toxicologie :
   - **Prélèvements :** Collecter des échantillons pour analyse toxicologique.
   - **Interprétation :** Aider à déterminer la présence et l'effet des substances dans le système d'un individu.

5. Infirmier légiste en pédiatrie :
   - **Enfance maltraitée :** Évaluer et documenter les signes de maltraitance ou de négligence.
   - **Éducation :** Sensibiliser la communauté à la prévention des traumatismes chez les enfants.

6. Infirmier légiste pour les personnes âgées :
   - **Maltraitance des personnes âgées :** Identifier et documenter les signes de maltraitance ou de négligence envers les personnes âgées.
   - **Conseil :** Fournir un soutien aux personnes âgées victimes de crimes.

7. Infirmier légiste en anthropologie forensique :
   - **Identification :** Aider à identifier des restes humains non identifiés.
   - **Documentation :** Travailler avec des anthropologues pour documenter les caractéristiques et les anomalies des ossements.

8. Infirmier en thanatologie :
   - **Soutien :** Offrir des services de conseil aux familles endeuillées.
   - **Éducation :** Informer la communauté sur les processus de deuil et les réactions au traumatisme.

En optant pour l'une de ces spécialisations, l'infirmier peut non seulement enrichir sa carrière, mais aussi apporter une contribution significative à la justice et au bien-être des individus et des communautés. Ces spécialisations nécessitent souvent une formation et une certification supplémentaires, mais elles ouvrent la voie à des opportunités professionnelles enrichissantes et stimulantes.

Les formations complémentaires et certifications

Dans le domaine de la médecine légale, les infirmiers peuvent être amenés à suivre des formations complémentaires et à obtenir des certifications pour se spécialiser ou pour renforcer leurs compétences. Ces formations et certifications permettent d'assurer la compétence, la qualité des soins et une meilleure collaboration avec les autres professionnels du domaine.

1. Formations complémentaires :
- **Sciences forensiques :** Approfondissement des connaissances en matière de prélèvement, conservation et analyse des preuves.
- **Techniques d'entretien avec les victimes :** Apprendre à mener des entretiens sensibles avec les victimes pour obtenir des informations sans leur causer de traumatismes supplémentaires.
- **Évaluation des traumatismes :** Formation spécifique sur l'évaluation des différentes formes de traumatismes, y compris les blessures, les abus et les agressions.
- **Formation en toxicologie :** Connaissance des substances toxiques, des symptômes d'intoxication et des procédures de prélèvement.
- **Psychiatrie légale :** Formation sur l'évaluation de la santé mentale dans un contexte judiciaire.
- **Anthropologie forensique :** Formation sur la gestion et l'identification des restes humains.
2. Certifications :
- **Certification IVEAS (Infirmier Examinateur des Victimes d'Agressions Sexuelles) :** Une certification

attestant de la compétence de l'infirmier à évaluer et à prendre en charge les victimes d'agressions sexuelles.

- **Certification en sciences forensiques :** Atteste de la compétence de l'infirmier dans le prélèvement, la conservation et l'analyse des preuves.
- **Certification en thanatologie :** Atteste des compétences de l'infirmier en matière de gestion du deuil et d'accompagnement des familles endeuillées.
- **Certification en psychiatrie légale :** Atteste des compétences de l'infirmier en évaluation psychiatrique dans un contexte judiciaire.
- **Certification en toxicologie :** Atteste des compétences de l'infirmier dans le domaine de la toxicologie et des analyses toxicologiques.

3. Ateliers et séminaires :

Il est également recommandé pour les infirmiers en médecine légale d'assister régulièrement à des ateliers, séminaires et conférences pour se tenir au courant des dernières avancées, techniques et meilleures pratiques dans le domaine.

Conclusion :

La formation continue et la certification sont essentielles pour les infirmiers qui souhaitent se spécialiser en médecine légale. Non seulement elles permettent d'assurer la qualité des soins et des interventions, mais elles renforcent également la crédibilité et l'autorité de l'infirmier dans ce domaine particulièrement délicat.

L'importance de la mise à jour continue des connaissances

La médecine légale, tout comme la médecine en général, est en perpétuelle évolution. Les découvertes scientifiques, les innovations technologiques, les nouvelles législations et les évolutions sociétales influencent continuellement la manière dont les professionnels de ce domaine pratiquent et interagissent avec le système judiciaire. Pour les infirmiers œuvrant en médecine légale, la mise à jour continue de leurs connaissances est non seulement bénéfique, mais essentielle pour plusieurs raisons.

1. Assurer la précision et la fiabilité :
La précision est cruciale en médecine légale. Les conclusions d'une autopsie ou l'analyse d'échantillons peuvent avoir des implications majeures sur le déroulement d'une enquête ou d'un procès. Des connaissances obsolètes ou incorrectes peuvent avoir des conséquences graves, tant pour la justice que pour les personnes concernées.

2. Maintenir la pertinence professionnelle :
Avec l'évolution rapide des techniques et des outils, il est possible que certaines compétences deviennent obsolètes. La mise à jour continue permet aux infirmiers de rester pertinents dans leur domaine et de répondre efficacement aux exigences changeantes de leur profession.

3. Garantir l'éthique et la déontologie :
Les nouvelles découvertes ou techniques peuvent soulever des questions éthiques. Une compréhension actuelle et complète des enjeux permet aux infirmiers de prendre des décisions éclairées qui respectent à la fois l'intégrité de la personne et les standards de leur profession.

4. Améliorer la collaboration interprofessionnelle :
Les médecins légistes, les enquêteurs, les avocats et d'autres professionnels dépendent des informations fournies par les infirmiers légistes. Pour faciliter une collaboration fluide et efficace, il est crucial que l'infirmier soit au fait des dernières pratiques et terminologies.

5. Renforcer la confiance :
Les familles des défunts, le système judiciaire et la société en général placent une grande confiance dans les compétences des infirmiers en médecine légale. En maintenant leurs connaissances à jour, les infirmiers

renforcent cette confiance et assurent la crédibilité de leur profession.

6. Anticiper et répondre aux défis :

Que ce soit face à de nouvelles drogues sur le marché, à des méthodes innovantes de dissimulation de preuves ou à des défis sociétaux, des connaissances à jour permettent aux infirmiers de répondre proactivement.

La mise à jour continue des connaissances n'est pas simplement une option, mais une nécessité pour les infirmiers en médecine légale. Dans un domaine où la science, l'éthique et la loi se croisent, rester informé et compétent est essentiel pour garantir la justice, le respect des individus et l'intégrité de la profession.

Conclusion
L'IMPORTANCE CROISSANTE DE L'INFIRMIER EN MÉDECINE LÉGALE

Au fil des années, l'infirmier en médecine légale a gagné en visibilité et en reconnaissance dans le système judiciaire et médical. De simple assistant à part entière de l'équipe médico-légale, son rôle a évolué, révélant son importance cruciale à chaque étape de l'enquête et de la prise en charge. Examinons pourquoi l'infirmier est devenu un acteur incontournable en médecine légale.

1. Expertise clinique :
Les compétences cliniques de l'infirmier sont indispensables, que ce soit pour l'examen initial, la prise de prélèvements, ou le soin des victimes. Son expertise médicale est complémentaire à celle du médecin légiste.

2. Sensibilisation aux besoins des victimes :
Les infirmiers possèdent une formation centrée sur la prise en charge holistique du patient, ce qui inclut les aspects émotionnels et psychologiques. Ils peuvent ainsi offrir un soutien adapté aux victimes de violences ou à leurs familles, tout en collectant les informations nécessaires à l'enquête.

3. Médiation entre les disciplines :
L'infirmier en médecine légale joue souvent le rôle de médiateur entre les différents acteurs impliqués dans une affaire : médecins, police, familles, avocats. Sa position unique lui permet de faciliter la communication et la compréhension mutuelle.

4. Gestion de situations complexes :
Face à des situations délicates, comme la mort d'un enfant, l'identification d'un corps après une catastrophe, ou un cas de violence extrême, l'infirmier possède les compétences pour gérer ces moments avec humanité et professionnalisme.

5. Veille constante aux procédures :
Dans un domaine où chaque détail compte, l'infirmier veille à ce que les protocoles soient suivis à la lettre, garantissant ainsi l'intégrité des preuves et des **informations collectées.**

6. Formation et éducation :
Les infirmiers en médecine légale ont également un rôle éducatif. Ils peuvent former d'autres professionnels, participer à la sensibilisation du public ou contribuer à la **recherche en sciences forensiques.**

7. Adaptabilité technologique :
Avec l'émergence rapide de nouvelles technologies et méthodologies, l'infirmier légiste doit être à la pointe, adaptant ses pratiques et veillant à leur mise en œuvre correcte.

8. Éthique et déontologie :
L'infirmier, par sa formation et son serment professionnel, est un garant des principes éthiques, veillant au respect des défunts, des victimes et de leurs familles.

L'infirmier en médecine légale n'est plus en marge, mais au cœur du système. Sa contribution garantit non seulement la qualité et la précision des interventions médico-légales, mais aussi l'humanité et l'éthique indispensables dans ce domaine. Avec les défis et évolutions constantes de la médecine légale, le rôle de l'infirmier est appelé à s'affirmer davantage, démontrant son importance cruciale dans l'articulation entre justice, médecine et société.

La nécessité d'une approche multidisciplinaire et collaborative

La médecine légale, bien qu'ancrée profondément dans le monde médical, ne peut fonctionner isolément. Elle se situe à l'intersection de nombreux domaines – juridique, psychologique, social, scientifique, pour n'en nommer que quelques-uns. L'entrelacement de ces disciplines nécessite une collaboration étroite entre différents professionnels pour garantir une prise en charge optimale des victimes, une enquête complète et une justice équitable. Comprendre l'importance d'une telle collaboration multidisciplinaire est essentiel pour saisir la complexité et la profondeur de la médecine légale.

1. Complémentarité des expertises :
Chaque professionnel apporte une perspective et une expertise spécifiques. L'infirmier peut détecter des signes cliniques subtils, le médecin légiste possède une connaissance approfondie de la pathologie, le psychologue évalue les traumatismes émotionnels, tandis que l'officier de police enquête sur le contexte criminel. Ensemble, ils forment un tableau complet.

2. Qualité des preuves :
L'intégrité des preuves est cruciale pour le système judiciaire. Une collaboration étroite entre les professionnels assure que les preuves sont collectées, conservées et analysées selon des normes strictes.

3. Soutien holistique aux victimes :
Les victimes de crimes, en particulier les plus violentes, ont besoin d'une prise en charge globale. L'approche multidisciplinaire permet de répondre à leurs besoins médicaux, psychologiques, sociaux et juridiques.

4. Fluidité de la communication :
La collaboration encourage une communication transparente et fluide entre les disciplines. Cela permet d'éviter les malentendus, d'accélérer les enquêtes et d'assurer que toutes les parties sont bien informées.

5. Éducation et formation croisées :
La collaboration favorise également l'échange de connaissances entre les disciplines. Les infirmiers peuvent en apprendre davantage sur les aspects juridiques des affaires, tandis que les enquêteurs peuvent être formés aux subtilités cliniques.

6. Évolution des pratiques :
Face à de nouveaux défis – tels que l'émergence de nouvelles drogues ou de méthodes criminelles inédites – une équipe multidisciplinaire peut s'adapter plus rapidement et développer des réponses innovantes.

7. Prise de décision éclairée :
Avec l'apport de différents experts, les décisions prises, que ce soit dans le cadre d'une enquête ou d'un traitement, sont mieux équilibrées et basées sur une vue d'ensemble.

Dans un monde de plus en plus complexe, où les frontières entre les disciplines sont de plus en plus floues, l'approche multidisciplinaire en médecine légale n'est pas seulement souhaitable, elle est indispensable. Elle garantit que chaque cas est traité avec la rigueur, la compassion et l'exhaustivité qu'il mérite, tout en valorisant la contribution de chaque professionnel impliqué. En fin de compte, elle renforce la confiance du public dans le système judiciaire et médical.

Perspectives d'avenir pour le domaine

La médecine légale, comme tous les autres domaines médicaux, est en constante évolution. Les avancées technologiques, scientifiques, socio-culturelles et juridiques façonnent et redéfinissent sans cesse ce paysage. En tant qu'infirmiers et professionnels de santé, il est crucial de comprendre ces tendances émergentes pour rester à la pointe de la discipline, répondre de manière adaptée aux enjeux du moment et anticiper les défis de demain.

1. La personnalisation de la médecine légale :
Avec les avancées en génomique et biotechnologie, il devient possible d'offrir des analyses plus ciblées. On peut

anticiper une ère où la médecine légale sera plus précise, identifiant non seulement une cause de décès, mais aussi des prédispositions génétiques ou des pathologies sous-jacentes.

2. L'essor de la technologie :

La réalité virtuelle et augmentée, la modélisation 3D, l'intelligence artificielle et la robotique transformeront la manière dont les autopsies et les analyses sont menées. Ces technologies permettront des reconstructions plus précises des scènes de crime ou des incidents, aidant ainsi à élucider des affaires complexes.

3. L'éthique à l'ère numérique :

Avec la numérisation croissante des données médico-légales, les questions de confidentialité, de sécurité des données et d'éthique prendront de l'ampleur. Les professionnels seront confrontés à des dilemmes inédits concernant l'utilisation, le stockage et le partage de ces données.

4. Une portée mondiale :

La mondialisation et la mobilité croissante des populations posent des défis en termes d'identification, surtout en cas de grandes catastrophes ou de mouvements migratoires massifs. L'interconnexion des bases de données et la collaboration internationale deviendront essentielles.

5. Une attention renouvelée à la santé mentale :

La prise de conscience croissante de l'importance de la santé mentale mettra en lumière le besoin d'accompagner non seulement les familles des défunts, mais aussi les professionnels confrontés quotidiennement à la mort.

6. L'éducation et la formation continue :

La complexité croissante de la discipline nécessitera une formation plus spécialisée. Les infirmiers en médecine légale pourraient avoir à suivre des formations plus poussées, peut-être même à obtenir des diplômes de spécialisation.

7. Le rôle élargi de l'infirmier légiste :

Avec une meilleure formation et une reconnaissance croissante de leur expertise, il est probable que les infirmiers joueront un rôle plus central dans les procédures médico-légales, devenant peut-être même des experts judiciaires à part entière.

Les perspectives d'avenir pour la médecine légale sont vastes et stimulantes. Pour les infirmiers prêts à embrasser ces changements, les opportunités de croissance professionnelle, d'innovation et d'impact sociétal sont immenses. Bien que certains de ces changements puissent sembler intimidants, ils offrent également une chance d'améliorer et d'affiner la discipline, la rendant encore plus essentielle à la société moderne. La clé sera de rester adaptable, informé et toujours prêt à apprendre.

Glossaire des termes médico-légaux

- **Anthropologie médico-légale** : Étude scientifique des restes humains dans un contexte juridique, souvent utilisée pour déterminer l'identité d'ossements inconnus.
- **Asphyxie** : Manque d'oxygène conduisant à une insuffisance respiratoire, souvent examinée comme cause de décès.
- **Autopsie** : Examen post-mortem d'un corps pour déterminer la cause de la mort.
- **Ballistique** : Étude des projectiles, souvent utilisée en médecine légale pour analyser les blessures par balle.
- **Cadavre** : Corps mort, spécialement lorsqu'il fait référence à une personne décédée.
- **Contusion** : Lésion cutanée causée par un choc, sans rupture de la peau.
- **Cyanose** : Coloration bleue de la peau due à une oxygénation insuffisante du sang.
- **Décomposition** : Processus par lequel le corps se décompose après la mort.
- **Entomologie médico-légale** : Étude des insectes en relation avec une enquête criminelle, souvent utilisée pour estimer le moment de la mort.
- **Exhumation** : Acte de retirer un corps de sa tombe pour des raisons médico-légales.
- **Hématome** : Accumulation de sang dans un tissu suite à une blessure.
- **Incision** : Coupe ou plaie causée par un objet tranchant.
- **Laceration** : Plaie irrégulière causée par une déchirure des tissus.
- **Médecin légiste** : Médecin spécialisé dans la détermination de la cause du décès.

- **Mort suspecte** : Décès survenant dans des circonstances inhabituelles ou inattendues, nécessitant une enquête.
- **Nécrose** : Mort d'un tissu organique.
- **Odonatologie médico-légale** : Étude des dents pour identifier un cadavre.
- **Pathologie** : Étude des maladies et de leurs causes.
- **Rigor mortis** : Raideur cadavérique qui survient après la mort.
- **Toxicologie médico-légale** : Étude des poisons, des médicaments et d'autres substances toxiques et de leurs effets sur le corps.
- **Traumatologie** : Étude des blessures et de leurs effets sur le corps.
- **Victime** : Personne qui a subi un préjudice, une blessure ou une mort à la suite d'un acte criminel ou accidentel.
- **Violence interpersonnelle** : Actes violents commis entre deux ou plusieurs individus.
- **Yersinia pestis** : Bactérie responsable de la peste, souvent étudiée en médecine légale en contexte d'identification de restes anciens.

Ce glossaire est bien sûr non exhaustif. Le champ de la médecine légale est vaste, et de nombreux autres termes sont utilisés régulièrement par les professionnels du domaine.

Ressources
et associations professionnelles

La médecine légale, tout comme la profession infirmière au sein de ce domaine, est soutenue par un réseau solide d'organisations et de ressources qui œuvrent pour la formation, l'accompagnement professionnel et la recherche. Voici un aperçu des principales ressources et associations qui jouent un rôle crucial pour les infirmiers médico-légaux.

- Associations professionnelles
  - **Association Internationale des Infirmiers Médico-légaux (AIIML)** : Une organisation qui regroupe des infirmiers spécialisés en médecine légale du monde entier. Elle propose des formations, des conférences et des publications spécialisées.
  - **Société de Médecine Légale et de Criminologie de France (SMLCF)** : Bien qu'elle englobe une plus large gamme de professionnels, cette société joue un rôle important dans la formation et le réseautage pour les infirmiers en France.
  - **Association des Médecins Légistes d'Expression Française (AMLEF)** : Elle facilite les échanges entre les professionnels et promeut la recherche en médecine légale.
- Journaux et publications
  - **Journal de Médecine Légale** : Publie des recherches, études de cas et revues de la littérature qui peuvent être particulièrement utiles pour les infirmiers cherchant à se tenir au courant des dernières avancées.

- **Forensic Science International** : Une référence mondiale dans le domaine de la médecine légale.
- **Forensic Nursing** : Spécifiquement axé sur le rôle des infirmiers dans ce domaine, ce journal aborde à la fois la pratique clinique et la recherche.
- Formations et certifications
  - **Certificat en médecine légale pour infirmiers** : De nombreuses universités et écoles infirmières proposent des formations spécifiques pour se spécialiser en médecine légale.
  - **Formation continue** : Des modules de formation, des séminaires et des webinaires sont régulièrement organisés pour permettre aux infirmiers de mettre à jour leurs compétences.
- Ressources en ligne
  - **ForensicNurses.org** : Un portail international dédié aux infirmiers médico-légaux, avec des ressources, des forums et des actualités du domaine.
  - **MedLeg.fr** : Site francophone regroupant des informations, articles et ressources pour les professionnels de la médecine légale.
- Salons et conférences
  - Des événements comme le **Congrès International de Médecine Légale** offrent des opportunités pour les infirmiers de rencontrer des experts, d'apprendre et de partager leurs expériences.
- Support psychologique et bien-être
  - De nombreuses associations reconnaissent les défis émotionnels et psychologiques auxquels sont confrontés les infirmiers médico-légaux et offrent des ressources, des

formations et un soutien en matière de bien-être et de gestion du stress.

En s'engageant activement au sein de ces organisations et en utilisant ces ressources, les infirmiers peuvent non seulement améliorer leurs compétences professionnelles, mais aussi contribuer à l'évolution et à la reconnaissance du rôle crucial des infirmiers dans le domaine de la médecine légale.

Bibliographie et lectures recommandées

Le domaine de la médecine légale, et en particulier le rôle des infirmiers en son sein, est vaste et en constante évolution. Voici une liste non exhaustive de références essentielles pour approfondir la connaissance du sujet :

- Ouvrages généraux sur la médecine légale:
  - **Madea, B.** (Éd.). *Handbook of Forensic Medicine*. John Wiley & Sons. Un ouvrage exhaustif sur la médecine légale, abordant tous les aspects, de la pathologie à la toxicologie.
  - **Vinchon, M., & Gosset, D.** (Éd.). *Traité de médecine légale*. Elsevier Masson. Un ouvrage de référence en langue française abordant en profondeur les différents aspects de la médecine légale.
- Infirmiers en médecine légale:
  - **Lynch, V. A., & Duval, J. B.** *Forensic Nursing Science*. Elsevier Health Sciences. Ce livre, bien que rédigé en anglais, est un guide complet sur la pratique infirmière en médecine légale.
  - **Hammer, R. M., Moynihan, B., & Pagliaro, E. M.** *Forensic Nursing: A Handbook for Practice*. Jones & Bartlett Learning. Une autre référence majeure pour les infirmiers s'intéressant à la médecine légale.
- Aspects psychologiques et de soutien:
  - **Stevens, M.** *Forensic Nursing and Multidisciplinary Care of the Mentally Disordered Offender*. Jessica Kingsley Publishers. Ce livre explore le rôle des infirmiers travaillant avec des délinquants atteints de troubles mentaux.
- Autopsie et procédures post-mortem:

- **Burton, J. L., & Rutty, G. N.**. *The Hospital Autopsy: A Manual of Fundamental Autopsy Practice*. CRC Press. Un guide détaillé sur l'autopsie hospitalière, pertinent pour les infirmiers médico-légaux.
- Toxicologie et analyses:
    - **Karch, S. B.**. *Pathology & Toxicology of Drug Abuse*. CRC Press. Une exploration détaillée des effets des drogues et des substances toxiques sur le corps humain.
- Médecine légale internationale:
    - **Ubelaker, D. H.**. *Handbook of Forensic Anthropology and Archaeology*. Routledge. Pour ceux qui s'intéressent à la médecine légale dans un contexte international, cet ouvrage offre une perspective anthropologique.
- Journaux et articles spécialisés:
    - N'oubliez pas de consulter les dernières éditions des revues spécialisées en médecine légale pour des études de cas, des recherches et des articles de revue récents.
- Ressources sur l'éthique en médecine légale:
    - **Gurley, L. R.**. *Ethics in Forensic Science*. Academic Press. Un ouvrage qui plonge dans les dilemmes éthiques et les considérations auxquels sont confrontés les professionnels de la médecine légale.

Chacune de ces lectures offre des perspectives uniques et des informations précieuses pour quiconque souhaite approfondir ses connaissances en médecine légale, que ce soit en tant qu'infirmier spécialisé ou simplement pour s'informer. Il est toujours recommandé de vérifier la disponibilité des ouvrages dans les bibliothèques universitaires, les librairies spécialisées ou les plateformes en ligne.

Pour ceux qui souhaitent approfondir leurs connaissances à travers des ouvrages francophones, voici une liste de références essentielles :

- Ouvrages généraux sur la médecine légale:
    - **Combes, C. & Baccino, E.**. *Précis de médecine légale*. Elsevier Masson. Ce manuel donne un aperçu complet des bases et des applications de la médecine légale en langue française.
    - **Vinchon, M., & Gosset, D.**. *Traité de médecine légale*. Elsevier Masson. Un ouvrage de référence qui traite des différents aspects de la médecine légale, avec une approche approfondie et détaillée.
- Aspects médico-légaux spécifiques aux infirmiers:
    - **Lecomte, D. & Doyon, F.**. *L'infirmière et la médecine légale*. Éditions Lamarre. Ce livre explore le rôle de l'infirmière dans diverses situations médico-légales, allant de la documentation des preuves à l'interaction avec le système judiciaire.
- Aspects psychologiques et soutien aux victimes:
    - **Proulx, J. & Cusson, M.**. *Violence et psychopathologie clinique*. De Boeck Supérieur. Ce livre offre un éclairage sur la prise en charge des auteurs de violences, mais aussi des victimes, dans une perspective médico-légale.
- Toxicologie légale:
    - **Mura, P.**. *Toxicologie fondamentale et clinique*. Elsevier Masson. Un ouvrage essentiel pour comprendre les bases de la toxicologie et son rôle dans les affaires judiciaires.

- Autopsie et techniques post-mortem:
  - **Ludes, B. & Gosset, D.**. *Manuel d'autopsie*. Springer. Ce guide pratique détaille les techniques et les enjeux de l'autopsie médico-légale.
- Médecine légale et anthropologie:
  - **Quatrehomme, G.**. *Anthropologie médico-légale*. De Boeck Supérieur. Un ouvrage pour ceux qui s'intéressent à l'identification des restes humains et aux enjeux médico-légaux qui en découlent.
- Journaux et revues spécialisés:
  - La *Revue de Médecine Légale* est un périodique francophone incontournable pour suivre les dernières actualités, recherches et études de cas dans le domaine.
- Éthique en médecine légale:
  - **Courtois, R. & Godefroid, J.**. *L'éthique en médecine légale*. Éditions Eres. Un ouvrage spécialisé sur les dilemmes éthiques et les questions morales auxquels sont confrontés les professionnels de la médecine légale.

Retrouvez chacun de mes livres publiés sur Amazon sur le lien suivant :

https://www.amazon.fr/dp/B0CP8T3K57

Pour un prix unitaire beaucoup plus intéressant, vous pouvez également acheter l'intégralité de mes livres en format e-books (pdf) sur le site internet suivant :

http://espaceformation-ide.com

Avec toute ma considération…

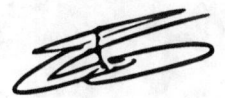